Vorwort.

Während meiner Studien auf dem Gebiet der Geschichte der Medicin wurde ich durch die Arbeiten meines Bruders, Berthold Laufer, der sich seit 6 Jahren mit der tibetischen Sprache und Litteratur beschäftigt, auf das noch so gut wie unbearbeitete Feld der tibetischen Heilkunde hingelenkt. So ist hier der Versuch unternommen, das bisher bekannt gewordene Material zu sammeln und aus primären Quellen wie aus Reiseberichten auszuziehen und zu sichten. Einmal soll dieser Versuch einen kleinen Beitrag zu einem bisher ungepflegten Teile medicinischer Kulturgeschichte liefern, dann soll er aber auch als Ausgangspunkt tiefer eindringender Forschungen auf diesem Gebiete dienen.

Im folgenden sind die Kapitel: medicinische Litteratur Tibets, Anatomie und Physiologie, allgemeine Pathologie und specielle Pathologie und Therapie behandelt. Die Veröffentlichung der Abschnitte Diagnostik, Pharmakologie, Chirurgie, Veterinärmedicin wird so bald als möglich erfolgen.

Meinem Bruder habe ich die Transcription und Übersetzung tibetischer und mongolischer Ausdrücke sowie manche wichtigen Litteraturangaben zu verdanken. Übersetzungen und Bearbeitungen von Werken der medicinischen Litteratur Tibets sind von meinem Bruder und mir in Aussicht genommen.

An dieser Stelle darf ich nicht verfehlen, meinem hochverehrten Lehrer, Herrn Professor Dr. Pagel in Berlin, der mich auf die Bahn der Geschichte der Medicin geleitet und auch an dieser Arbeit den regsten Anteil bekundet hat, meinen ehrerbietigsten Dank auszusprechen.

Transkription der fremden Alphabete.

Das Sanskrit ist in der gegenwärtig allgemein üblichen Weise umschrieben, das Tibetische nach folgendem Schema:

a	*i*	*u*	*e*	*o*	
k	*kh*	*g*	*ng*		
c	*ch*	*j*	*ny*		
t	*th*	*d*	*n*		
p	*ph*	*b*	*m*		
ts	*tsh*	*dz*			
w	*zh*	*z*	ₒ		
y	*r*	*l*	*sh*	*s*	*h*

kh, *ch*, *th*, *ph*, *tsh* sind die entsprechenden Aspirata zu der Reihe der Tenues; *ng* ist gutturaler, *ny* palataler Nasal; *zh* ist französisches j (in jour), *z* weiches (tönendes) und *s* scharfes (tonloses) s; ₒ bezeichnet den reinen Stimmeinsatz ohne jede konsonantische Beimischung.

Einleitung.

Im Jahre 1835 wies der Ungar Csoma de Körös zum ersten Mal auf die bedeutungsvolle tibetische Medicin hin durch seine „Analysis of a Tibetan Medical Work".[1]) Die grossen Geschichtschreiber unserer Wissenschaft in den folgenden Jahrzehnten zogen die Heilkunde der Tibeter nicht in den Kreis ihrer Betrachtung, obwohl sie bereits alle der indischen Medicin gedachten. Weder Rosenbaum-Sprengel (1846), noch Puccinotti (1850, 1860, 1866) erwähnen die Medicin in Tibet. Erst 1867 widmete der gelehrte Mediciner im angloindischen Staatsdienst Th. A. Wise in seiner Review of the History of Medicine[2]) der Heilkunde in Tibet ein Kapitel. Er geht auf Csoma zurück, dessen Analysis er vollständig, fast wörtlich, nur in etwas anderer Anordnung wiedergiebt und für die neuere Zeit — er hat den historischen Gesichtspunkt richtig erfasst — benutzt er nur die Reisewerke von Turner und Huc. So unvollkommen diese Darstellung ist, zumal wegen des Mangels an Erläuterungen, so ist sie doch als der erste Versuch zu begrüssen, das unbekannte Tibet in den Bereich medicinisch-historischer Betrachtung zu ziehen. Und dann kam Daremberg und that den Ausspruch: „L'histoire de la médecine commence pour nous, chez les Grecs, dans deux poëmes épiques".[3]) Aus Indien erwähnt er nur den Rigveda, für Tibet bleibt dann natürlich keine Stelle. Haeser wies wenigstens wieder in seinem Lehrbuch[4]) auf dieses Land hin, liess sich allerdings durch Wise zu dem Ausspruch verleiten: „Die Heilkunde der Tibeter sei durchaus der indischen entlehnt"; dies ist freilich alles, was er darüber sagt, und verweist betreffs des näheren auf Wise. Baas spricht in seinem Grundriss (1876) mit wenigen Worten von der Medizin der mongolischen Stämme und sagt dann: die Bewohner

1) Journ. of the Asiatic Society of Bengal. Calcutta 1835. Vol. IV, p. 1—20.

2) London 1867. Von diesem Werk, das eine Universalgeschichte der Medicin werden sollte, sind nur zwei Bände erschienen, enthaltend „Primitive Period among the Asiatic Nations". Der ganze I. Band und S. 1—382 des II. Bandes stellen die Medicin der Hindus dar; II. Band S. 400—450 die Heilkunde der Tibeter und der Rest die der Chinesen.

3) Histoire des sciences méd. Paris 1870. t. I, 78.

4) 3. Aufl. I. Bd. S. 9. Jena 1875.

Tibets, Birmas u. s. w. entlehnen ihre Medicin den Indern und haben aus dem Sanskrit übersetzte medicinische Werke. Seine „Geschichtliche Entwicklung des ärztlichen Standes" (1896) sagt schon gar nichts mehr von tibetischen Ärzten; ebenso wenig Puschmanns Geschichte des medicinischen Unterrichts (1889), obwohl beide ausführlich von Indien handeln. Der einzige, der in neuester Zeit wieder die Heilkunde der Tibeter im Rahmen einer Universalgeschichte der Medicin besprach, war Liétard. Er hat in der Grande Encyclopédie unter dem Artikel Médecine, Histoire,[1] der Medicin der Tibeter etwa $1^1/_2$ Spalten gewidmet. Seine Gewährsmänner sind Csoma, Huc, Huth.[2] und die beiden Russen Ptizyn[3] und Kirilov.[4] Leider behandelt er das Thema sehr wenig kritisch. Liétard hat auch in Abhandlungen über die Heilkunde der Inder nie der tibetischen Medicin vergessen.[5] Von den Abhandlungen, die speciell die Medicin Tibets behandeln, ist chronologisch die erste F. Jaquots, La Tartarie et le Tibet (Topographie et Climat. Hygiène. Médecine).[6] Jaquot giebt nur einen Auszug der die Heilkunde betreffenden Bemerkungen des Missionars Huc,[7] allerdings in einem halb lächelnden, halb verachtungsvollen Ton. Im Gegensatz dazu steht der einige Jahre früher, ohne Autornamen erschienene Aufsatz „Einige Worte über den Zustand der Heilkunde der Burjaten".[8] Derselbe spricht mit Anerkennung von dem medicinischen Wissen der sibirischen Burjaten, das mit dem der Tibeter nahe verwandt, zum grossen Teil demselben entlehnt ist. Nur auf wenige Bemerkungen in den bekannten Reisewerken von Schlagintweit stützte sich „Ein Beitrag zur Medicin des tibetischen

1) T. XXIII. Paris 1898. p. 314, 315.

2) Verzeichnis der im tibetischen Tanjur Bd. 117—124 enthaltenen Werke. Sitzungsber. der Königl. Akad. der Wissenschaften zu Berlin. 1895. S. 267—286. Ders., Die chronologische Ansetzung der Werke im tibetischen Tanjur. Ztschr. der Deutschen morgenländischen Gesellschaft. Bd. 49, 279—284.

3) Wladimir Ptizyn, Ethnographische Mitteilungen über die tibetische Medicin in Transbaikalien. St. Petersb. 1890 (russ.).

4) N. V. Kirilov, Die gegenwärtige Bedeutung der tibetischen Medicin als eines Teiles der lamaischen Lehre; in Bote für Socialhygiene, gerichtl. u. prakt. Med. 15. Bd., 2. Heft, 2. Teil p. 95—121. Petersb. 1892 (russ.).

5) Fragm. d'histoire et de bibliographie. I. Gaz. hebd. de méd. et de chir. Paris 1888 Nr. 16 p. 271 u. La littérature médicale de l'Inde. Bull. de l'académie de méd. 3. Sér. t. XXXV. p. 466—484. Paris 1896. Zu bemerken ist, dass bei L. manche Irrtümer und Missverständnisse vorkommen; so nennt er den Ungar Csoma un savant „danois".

6) Gaz. méd. de Paris. Paris 1854. 3. sér. t. IX, 607—612, 643—649, 671 bis 676. — 1855. 3. sér. t. X, 421—426.

7) Huc, Souvenirs d'un voyage dans la Tartarie, le Tibet etc. 2 vol. Paris 1853 (Deutsch von K. Andree, Leipz. 1855).

8) Med. Zeit. Russl. Petersb. 1849. 6. Jahrg., 289—292 (abgedr. aus dem russ. Journal des Ministeriums für innere Angelegenheiten).

Buddhismus“ von Beigel.[1]) 1890 erschienen Ptizyns erwähnte Mitteilungen; es standen mir davon nur Auszüge nach Liétard und Marthe zu Gebote.[2]) Aber wie der Titel sagt, handelt es sich nicht um die eigentliche tibetische Medicin, sondern um die Medicin der transbaikalischen Völker, die, wie bereits gesagt, der tibetischen sehr nahe steht. Es folgte die Arbeit Kirilovs, die einmal aus dem von Csoma bereits analysierten Werk und dann aus Berichten mongolischer, nicht tibetischer Lama entstanden ist. Kirilov macht eine Reihe von Mitteilungen über tibetische Medicin, die sich bei anderen Autoren dieses Gebietes nicht finden, weshalb diese Arbeit nur mit Vorsicht gebraucht werden darf. An Kirilov schliesst sich eng die Dissertation von Kaplunov an: „Ein Beitrag zur Kenntnis der tibetischen Medicin“.[3]) Kaplunov ist Russe und ist im Sommer 1896 in Sibirien gereist. Dort hat er bei sibirischen, wie z. B. burjatischen Lama „die etwas Russisch sprechen“ — Kaplunov selbst sprach natürlich nicht Mongolisch — Erkundigung über die Heilkunde eingezogen; er nahm Bemerkungen aus Kirilov hinzu, und daraus entstand sein Beitrag. Ausserdem laufen manche Unklarheiten, Fehler, falsche Schlüsse mit unter.[4]) Pozdnejevs Vortrag vor der Kais. Russ. Geogr. Gesellschaft (im Auszug im Globus, Bd. 73, 294, 295) brachte nichts Neues auf diesem Gebiet; er war höchstens deshalb von Bedeutung, weil Pozdnejev eine Übersetzung des tibetischen, auch ins Mongolische übersetzten Arzneibuches *Lhan thabs* in Aussicht stellte. Interessant ist Pozdnejevs Mitteilung, Zar Alexander II.

---

1) Wiener med. Wochenschr. 13. Jahrg., 507, 508 u. 523, 524. Wien 1863.

2) Marthe, Buddhistische Heilkunde u. ihr Studium in Sibirien. Globus Bd. 59, S. 93. 1891.

3) Inaug. Diss. med. Fak. München 1897. 27 Seiten.

4) Davon einige Proben. S. 8. „Es ist mir leider nicht gelungen, ausführliche Kenntnisse über die tibetische Anatomie zu sammeln. Folgende Gründe jedoch berechtigen uns zur Annahme, dass dieselbe viel Gemeinsames mit den anatomischen Anschauungen der Chinesen hat: nämlich 1. die räumliche Nachbarschaft, 2. die Verwandschaft der Sprache (?) und ausserdem der Umstand, dass viele tibetische Bücher in Peking gedruckt und so von der chinesischen Litteratur leicht beeinflusst werden können“. Alsdann folgt eine Darstellung der chinesischen Anatomie, die mit der tibetischen einige Berührungspunkte haben mag. Und nun S. 11. „Ich habe nie Gelegenheit gehabt, zu untersuchen, inwiefern diese Anschauungen (über Anatomie) mit denen der tibetischen Medicin identisch sind: vieles aber berechtigt uns zu dieser Annahme. Ich werde bestrebt sein, die für mich ungelöst gebliebene Frage in einer künftigen Reise nach Sibirien weiter zu untersuchen“. S 27. „Der Umstand, dass der begabteste Volksstamm der Mongolenrasse (?), — die Japaner — die tibetische Medicin, welche noch in diesem Jahrhundert bei ihnen herrschte (sic!), verlassen haben und fleissig unsere moderne europäische treiben, spricht beredt für die Unhaltbarkeit derselben (?)“. — Die Japaner haben niemals etwas mit tibetischer Medicin zu thun gehabt, sie haben nur einen Teil ihrer medicinischen Anschauungen aus Indien und China erhalten.

habe 1860 den Befehl gegeben, das tibetische medicinische Werk *r Gyud bzhi*, dasselbe, welches Csoma analysierte, zu übersetzen. Bis jetzt ist freilich der Befehl frommer Wunsch geblieben. Schliesslich ist noch das Buch P. A. Badmajevs „Über das System der Heilwissenschaft der Tibeter" (russ.) 1899 zu erwähnen. Dasselbe ist mir nur aus einem Referat des Globus[1]) bekannt; danach handelt es sich wieder um Auszüge aus dem *r Gyud bzhi*, und zwar der ersten zwei Bücher der mongolischen Ausgabe. Weiter sagt das Referat, einem russischen Fachblatt folgend, das Buch sei garnicht dazu bestimmt, die Ärzte mit der tibetischen Medicin bekannt zu machen, sondern es habe nur den Zweck, die Zahl der Klienten des Verfassers zu vermehren.[2]) Der Vollständigkeit halber sei angeführt, dass Bartels in seiner Medicin der Naturvölker an zwei Stellen Tibets gedenkt, und zwar zweier Medikamente.[3])

Es giebt also keine zusammenfassende Darstellung dessen, was uns bisher über die tibetische Heilkunde bekannt geworden ist. Deshalb wurde die Zusammenfassung alles dessen hier versucht. Die Schwierigkeiten waren zahlreich. Das Wichtigste für die Betrachtung fremdländischer Wissenschaften sind die Originalquellen; und gerade hierin lässt uns die tibetische Philologie im Stich. Dies liegt wohl zum grossen Teil an der Schwierigkeit oder Quasi-Unmöglichkeit, fremde Fachausdrücke im Studierzimmer zu enträtseln; die Forschung in der Heimat des Wortes wird hier das Rechte zeitigen. Nur von zwei, den bereits genannten Werken *r Gyud bzhi* und *Lhan thabs*, besitzen wir genauere Analyse. Von anderen zahlreichen Büchern kennen wir nur die Titel und die Schlagwörter ihres Inhalts, und wieder von anderen kennen wir auch diese nicht einmal, wir wissen nur von ihrer Existenz. Für den übrigen und grösseren Teil unserer Kenntnisse sind wir auf die Berichte der Augenzeugen, der Reisenden angewiesen, deren Glaubwürdigkeit nicht immer einer Kritik ihrer Beobachtungsgabe standhält. Die Zahl derer, die zerstreute Bemerkungen über unseren Gegenstand gemacht haben, ist nicht gering: eine Vollständigkeit in der Benutzung dieser Beobachtungen ist kaum zu erzielen. Und nun eine der Hauptschwierigkeiten. Die Wanderung des Buddhismus nach Tibet brachte indische Kultur, besonders indische Medicin, und der Verkehr mit China chinesische Wissenszweige in die einheimischen Anschauungen der Tibeter. Wo da die Grenzen finden, zumal die Ansichten über die indische und

1) Globus 1899. 75. Bd, 294.

2) Badmajev, der Burjate sein soll und in Petersburg die militärärztliche Akademie besuchte, hat dort eine sog lamaische Klinik gegründet, in der von 1875 bis 1897 170000 Kranke ambulatorisch mit ca. 2½ Millionen Pulver behandelt wurden. Globus.

3) S. 106 u. 124.

chinesische Medicin noch nicht geklärt sind? Auch auf diese Fragen werden Übersetzungen Licht werfen. Und nun gar die Unterschiede in der Auffassung und Ausübung der Heilkunde bei den einzelnen tibetischen Stämmen zu trennen, ein wichtiger Gesichtspunkt für die Betrachtung der eingeborenen Medicin, — dazu reichen unsere Kenntnisse nicht. Giebt es doch noch heute ganz unbekannte Volksstämme in dem grossen tibetischen Bergland. Hinsichtlich der historischen Verhältnisse wissen wir von der einheimischen Heilkunde nichts. Besser steht es in dieser Beziehung um die geschichtliche Entwickelung der indischen und chinesischen Medicin in Tibet, über die wir von der tibetischen Geschichtschreibung manchen dankenswerten Aufschluss erhalten.

Medicinische Litteratur.

Das erste historische Faktum, das uns in den Annalen der tibetischen Geschichte hinsichtlich der Medicin überliefert wird, knüpft an die uralten Kulturverbindungen des Landes mit dem chinesischen Reiche an. Unter dem Könige *g Nam ri srong btsan* nämlich (gest. 630 n. Chr.), dem Vater des grossen Königs *Srong btsan sgam po*, sollen die ersten Kenntnise der Arithmetik und Medicin von China nach Tibet gelangt sein[1]). Einer seiner Nachfolger, König *Me ag tshom*, erlangte mit einem Bande buddhistischer Schriften aus der Provinz Kung shi in China einige Abhandlungen über Medicin, die er sämtlich ins Tibetische zu übersetzen befahl[2]). Aus diesem Litteraturgebiete ist noch nichts bekannt geworden, nicht einmal die Titel der betreffenden Abhandlungen kennen wir. Ein einziges Werk der chinesisch-tibetischen Medicin besitzt die königliche Bibliothek zu Berlin[3]), aus 13 Holzdruckblättern bestehend, das eine Anzahl von Medikamenten tibetisch und chinesich in 8 Abteilungen aufzählt. Dass solche Werke aber in grösserer Zahl vorhanden sind, kann keinem Zweifel unterliegen, schon deshalb nicht, da wir Nachrichten haben, dass sich in der mongolischen Litteratur aus dem Chinesischen übersetzte medicinische Werke finden. Ausserdem wird das Mass der medicinischen Kenntnisse, welche die Tibeter den Chinesen zu verdanken haben, im Verhältnis zu den in der Litteratur gemachten Entlehnungen stehen.

1) Vgl. Schlagintweit, Die Könige von Tibet, S. 868, u. Schmidt, Sanang Setsen. S. 322. Chandra Dás in Journal of the As. Soc. of Bengal, vol. 4, part. I, 217. S. auch Landsdell, Chinese Central Asia, II, p. 292.

2) Chandra Dás, l. c. p. 223.

3) Pandersche Sammlg. Nr. B 804.

Unter dem König *Khri srong lde btsan*, der von 740 bis 786 n. Chr. in Tibet herrschte, übersetzte *Vairocana* das bereits mehrfach genannte Werk *r Gyud bzhi*[1]) aus dem Sanskrit in die tibetische Sprache. Das *r Gyud bzhi*, d. h. die vier Tantra, die vier Abhandlungen, besteht aus folgenden vier Teilen: 1. *rtsa rgyud*, der Wurzel-Traktat, d. h. der grundlegende, handelt von den allgemeinen Anschauungen über Anatomie, Theorie der Medicin u. s. w.; 2. *bshad pai rgyud*, Traktat der Erklärung, spricht von der Physiologie und der Behandlungsweise; 3. *man ngag r gyud*, Traktat der Unterweisung, handelt von den Krankheiten; 4. *phyi mai r gyud*, letzter Traktat, behandelt die Therapie. Dieses Werk wurde damals nur einem gelehrten Arzt *Gyu thog* und anderen wenigen bekannt. In späterer Zeit gab ein zweiter *Gyu thog* das Buch in verbesserter und vermehrter Auflage heraus. Das Sanskrit-Original ist nicht bekannt. A. Weber[2]) vermutet, es handle sich um eine Übersetzung des *Suçruta* oder eines ähnlichen Werkes. In derselben Zeit wie das oben genannte Buch entstand der Hauptteil des Kanjur, der berühmten hundertbändigen Sammlung aus dem Sanskrit übersetzter Religionsschriften; dieselben enthalten auch zerstreute Bemerkungen über Gegenstände der Medicin.[3]) Zwischen dem 7. bis 11. Jahrhundert entstanden die meisten Abhandlungen des Tanjur[4]), der zweiten grossen Sammlung buddhistischer Schriften, die 225 Bände umfasst, und sowohl Übersetzungen aus dem Sanskrit, als originaltibetische Werke enthält. Nach der Analyse von Huth[5]) umfassen die Bände 118 bis 123 die Schriften medicinischen Inhalts und zwar Übersetzungen indischer Werke. Band 118 enthält das von *Nâgârjuna*, tib. *Klu sgrub*, verfasste „Buch der Hundert Medikamente; ferner von Nâgârjuna das „Sûtra der Heilkunst“ und „über die Anwendung des Heilmittels *a pa*“; ferner die Sammlung der Quintessenz der 8-gliedrigen (medicinischen) Wissenschaft“, eine Übersetzung des bekannten Werkes *Ashtangahridaya — saṁhitâ* von *Vâgbhata* verfasst. Der Schluss des 118. Bandes und Band 119 bis 122 umfassen die Kommentare zu dem letztgenannten Werk, die ebenfalls aus dem Sanskrit übersetzt sind und zum grossen Teil von *Candrânanda* geschrieben sind. Der Schluss des 122. Bandes enthält noch „Die Aufzählung der Arzneien aus dem Kommentar zur Quintessenz der

1) Csoma, Analysis of a Tib. Med. Work. Journ. As. Soc. of Beng. Calcutta 1835. Vol. IV, 1.

2) Akademische Vorlesungen über indische Litteraturgesch. 2. Aufl. S. 286. Anmerk., Berlin 1876.

3) Wilson-Csoma, Analysis of the Kanjur. Journ. As. Soc. Beng. 1832, Vol. I, 389.

4) G. Huth. Verzeichnis der im tibetischen Tanjur, Bd. 117 bis 124, enthaltenen Werke. Sitzungsber. der preuss. Akad. 1895. S. 283.

5) Huth, l. c. S. 269 bis 271.

8-gliedrigen medizinischen Wissenschaft", verfasst von Candrânanda. Band 123 giebt neben einer Reihe von Abhandlungen über Alchimie, Chemie, Quecksilbergewinnung etc. den Traktat „Über das Elixir *Sarveçvara*, welches alle Krankheiten bezwingt und die Körperkräfte vermehrt".[1]) Die Übersetzungen der Werke *Vâgbhatas* und *Candrânandas* lässt Huth in der ersten Hälfte des 11. Jahrhunderts entstehen.[2]) Für die übrigen Schriften konnte der Zeitpunkt der Übersetzung noch nicht genau fixiert werden.

Der grosse Historiker *Bu stong* (geb. 1288 n. Chr.) hat 40 Bände aus verschiedenen Zweigen der kirchlichen Litteratur, Astrologie, Medicin und Geschichte verfasst.[3]) Von ihm wird auch berichtet, dass er zuerst alle vorhandenen tibetischen Übersetzungen gesammelt habe, die heute als Kanjur und Tanjur bekannt sind.[4])

b Tsong kha pa, der grosse Reformator des Buddhismus (1378 bis 1441), studierte die gesamte Scholastik nebst Zubehör, als Medicin, Astrologie, Magie u. s. w.[5]) In Lhasa trug er die grossen Wunschgebete für die verschiedenen Krankheitsarten vor.[6]) Ob er sich selbst auch als medicinischer Schriftsteller versucht hat, ist nicht bekannt.

Das chronologische Werk Reu mig, das Jahrestabellen zur tibetischen Geschichte enthält, erwähnt für das Jahr 1589 die Geburt eines Mannes, namens *Blo bzang rgya mtsho*, der als Arzt von Gling stod in Gsang jhu bezeichnet wird.[7])

Mit der Geschichte der Medicin ist auch der Name des zweiten weltlichen Regenten von Tibet, einer der interessantesten Persönlichkeiten des Lamaismus, *Sangs rgyas rgya mtsho*, verknüpft (geb. 1652).[8]) Er schriftstellerte im Fache der Chronologie, Astronomie und Medicin, und schrieb das medicinische Werk *Vaidûrya sngon po*, d. i. der blaue Lasur, das als bester Kommentar zu dem grossen Werke *r Gyud bzhi* gerühmt wird.[9])

1) Eine Übersetzung dieses Traktats wird im zweiten Teil dieser „Beiträge" erscheinen.

2) Huth, Nachträgliche Ergebnisse der chronologische Ansetzung der Werke im Tanjur, Bd. 117 bis 124. ZDMG Bd. 49, S. 280, 281. Liétard, der sich auf Huth bezieht, hat denselben missverstanden und giebt zweimal falsche Zeitpunkte für die tibetischen Werke an; s. La Grande Encyclopédie, tom. XXIII, p. 315 und Bull de l'Acad. de méd. 3 sér. t. XXXV p. 479.

3) Pander-Grünwedel, Das Pantheon des Tschangtscha Hutuktu, S. 55.

4) A. Grünwedel, Mythologie des Buddhismus in Tibet u. der Mongolei, S. 68, Lpz. 1900.

5) Köppen, Die lamaische Hierarchie u. Kirche, S. 111.

6) Huth, Geschichte des Buddhismus in der Mongolei, Bd. II, S. 180.

7) Journ. of the As. Soc. of Bengal, vol. LVIII, part. 1 p. 74.

8) l. c. p. 81. Koeppen, Die lamaische Hierarchie, S. 171.

9) Csoma, Grammar of the Tib. language, p. 191. Csoma, Analysis Tib. Med. Work JASB 1835 p. I, II. Rockhill, in Journ. of the Royal As. soc. 1891, p. 186 Note 1.

Im 18. Jahrhundert hat sich als medicinischer Schriftsteller der berühmte Lama *Sum pa m Khan po*, der Verfasser des chronologischen Werkes Reu mig, hervorgethan. Er lebte von 1702 bis 1775, studierte und beherrschte die gesamte Wissenschaft seines Zeitalters. Von seinen Schriften auf dem Gebiete der Medicin werden folgende vier Titel erwähnt: 1. *bdud rtsi thig pa*, der Nektartropfen; 2. *lag len*, Praxis; 3. *shel dkar me long*, der Krystallspiegel, der über Diagnose handelt; 4. *gso dpyad*, Therapeutische Untersuchungen.[1])

In der modernen tibetischen Litteratur scheinen noch immer neue Werke über Medicin zu entstehen. So erwähnt z. B. Hodgson[2]) von vier verschiedenen Lama abgefasste Werke, von denen eines über Medicin im allgemeinen, das zweite über die Heilung aller Krankheiten, das dritte über die Vermehrung der Jahre und langes Leben, und das vierte über die Beseitigung der durch die Jahreszeiten hervorgerufenen Unpässlichkeiten handelt. Auch neuere Reisende haben vielfach medicinische Bücher in den Händen einheimischer Ärzte angetroffen.[3])

Die Bekehrung der Mongolen zum Buddhismus brachte denselben die ganze tibetisch-lamaische Kultur und damit auch die Medicin. Die Heilkunde spielte dabei sogar eine hervorragende Rolle. Der Klosterabt *Kun dga rgyal mtshan*, bekannter unter dem Sanskritnamen Saskya-mahâpandita, der erste tibetische Geistliche der mit den Mongolen in Berührung kam, soll im 13. Jahrhundert den Mongolen-Kaiser vom Aussatz geheilt haben.[4]) Noch in demselben Jahrhundert erfolgte denn auch die erste Bekehrung der Mongolen. Auf ähnliche Weise drang der Lamaismus in der Mitte des 17. Jahrhunderts unter die Völker Ostsibiriens. Die Burjaten wurden durch die Lama, die sich als Ärzte die Gunst des Volkes zu gewinnen wussten, allmählich bekehrt.[5]) Es darf uns also nicht wunder nehmen, wenn wir unter den mongolischen Volksstämmen tibetische Anschauungen über Medicin und tibetisch geschriebene und übersetzte Werke über Heilkunde finden.[6]) Man kann demnach im Gedanken an die weit über die Grenzen des eigentlichen Tibet gehende Verbreitung der tibetischen Medicin, die dem Siegeszug des Lamaismus folgte, dieselbe auch als lamaische Heilkunde be-

---

1) JASB vol. LVIII part. 1 p. 37, 39.

2) Literature of Tibet, in The Phoenix, Vol. I, p. 93—94.

3) S. z. B. G. T. Vigne, Travels in Kashmir, Ladâkh, Iskardo. Vol. II, p. 318, London 1842. Landsdell, Chinese Central Asia. II, p. 335. London 1893.

4) A. Grünwedel, Mythologie des Buddhismus. Lpz. 1900, S. 62 u. 132.

5 Grünwedel l. c. S. 93.

6) Rehmann, Beschreibung einer tibetanischen Handapotheke. Petersburg 1811, S. 3.

zeichnen.[1]) In kurzer Aufzählung seien hier die Völker genannt, die sich zum Lamaismus bekennen und Anhänger der tibetischen Heilkunde sind; ausser dem eigentlichen zu China gehörigen Gross-Tibet die Bewohner von Ladâkh, einer englischen Provinz, eigentliche Tibeter; dann die Himalayavölker, die grossenteils tibetisch reden, deren somatische Zugehörigkeit zu den Tibetern aber nicht erwiesen ist, es sind die Bewohner der englischen Distrikte Kumaon und Garwal, ferner die Lepcha in West-Nepal, die Murmi in Nord-Nepal, dann die Lepcha, Bhotea, Limbu, Murmi in der englischen Provinz Sikkim, die Bewohner Bhutâns. Im Norden Tibets sind die Tanguten der chinesischen Provinz Kukunôr Hauptstützen der lamaischen Kirche. Dazu kommen die Stämme der Mongolen und Dsungaren in China, die Burjaten und Wolga-Kalmüken des russischen Reichs.

Medicinische Werke sind bei den Lama der Mongolei sehr zahlreich und werden von ihnen gewöhnlich in zwei Klassen eingeteilt; „fundamentale“, welche die Medicin in wissenschaftlicher Weise darlegen, und „praktische“, die das Aussehen unserer Arzneibücher haben.[2]) Zu den ersteren gehört das Werk *Lhan thabs*, das sich in der Mongolei des grössten Ansehens erfreut. Es zerfällt in 8 Abteilungen und 156 Kapitel. Pozdnejev[3]) entwirft von demselben folgende kurze Analyse. Von den 8 Hauptabschnitten behandelt der erste den erwachsenen Menschen in physiologischer und pathologischer Beziehung, der zweite in derselben Weise das Kindesalter und die Kinderkrankheiten, der dritte Frauen und Frauenkrankheiten; der vierte Teil legt die hysterischen Krankheiten dar, der fünfte chirurgische Fälle, der sechste betrachtet die Eigenschaft der Gifte und die Intoxikationen; der siebente Abschnitt beschäftigt sich mit den Krankheitserscheinungen des Greisenalters und der achte mit der Kräftigung desselben. Jede dieser Abteilungen wird wiederum in eine grössere oder kleinere Anzahl von Kapiteln zerlegt, die in der gleichen folgerichtigen Anordnung folgende Punkte behandeln: 1. Krankheiten, die infolge von Störungen in der Erneuerung des „Windes“

1) Der Name „Buddhistische Medicin“ dürfte nicht ganz zutreffend sein, weil die tibetische Medicin sich nicht in allem an die indische anschliesst, und weil es trotz fleissiger Untersuchungen doch noch nicht gewiss ist, ob das, was wir als indische Heilkunde bezeichnen, aus vorbuddhistischer, buddhistischer oder nachbuddhistischer Zeit stammt.

2) Es giebt umfangreiche, auch mit Zeichnungen versehene Receptierbücher. Kirilov, Die gegenwärtige Bedeutung der tib. Med., in Bote für Socialhygiene, 1892, S. 35 (russ.).

3) Skizzen aus dem Leben der buddhistischen Klöster und der buddhistischen Geistlichkeit in der Mongolei. Petersburg 1887, S. 163, Note (russ.). Vgl. auch Schmidt, Forschungen im Gebiete der älteren . . . Bildungsgeschichte der Völker Mittelasiens, S. 248.

entstehen; 2. Krankheiten, die infolge von Störungen in der Erneuerung „Galle“ entstehen; 3. Krankheiten, die infolge von Störungen in der Erneuerung des „Schleimes“ entstehen. Unter diesen drei Rubriken werden in physiologischer und pathologischer Hinsicht betrachtet: 1. der Kopf mit seinen Teilen; 2. die Brust; 3. der Körper, der seinerseits eingeteilt wird in 5 feste Organe, nämlich Leber, Nieren, Lungen, Herz und Milz, und 6 hohle Organe: Magen, Dünndarm, Dickdarm, Harnblase, Samenblase? (im Kapitel über die Frauen: Gebärmutter) und Gallenblase; 4. die Extremitäten.[1])

Unter den Vorträgen, die gegen Ende des vorigen Jahrhunderts der *r Je bla ma* in der Mongolei hielt, werden auch die „4 Tantra“ über die Medicin in mongolischer Übersetzung erwähnt.[2]) Die Wirkung auf die Zuhörer war eine ausserordentliche: „mit dem Nektar dieser Lehren bereitete er ihnen in hohem Masse ein wahres Fest“, fügt der tibetische Historiker hinzu, dem wir diese Nachricht verdanken.

Werke medicinischen Inhalts, meistenteils in tibetischer Sprache geschrieben, aber auch in mongolischen Übersetzungen, sind in grosser Zahl in fast allen Klöstern der Mongolei zu finden. So erwähnt Kirilov[3]) das Vorhandensein der Schriften *Za-zhud* (7 fol.), *Shad-bi-zhud* (49 fol.), *Manag-zhud* (273 fol.), *Shima-zhud* (70 fol.)[4]) im Kloster *Aghin*. Das Kloster *Eghetui* besass von wertvollen Werken: *Zhudchi*[5]) (801 fol.), *Lhan thabs* (496 fol.).

Eine besondere und vielleicht die interessanteste und wertvollste Gattung der medicinischen Litteratur bilden die ärztlichen Tagebücher, über die Pozdnejev einige Mitteilungen gemacht hat.[6]) Die

1) Der Aufsatz „Einige Worte über den Zustand der Heilkunde der Burjaten“. Med. Zeitschr. Russl., Petersburg 1849, S. 292 führt an, dass *Lhan thabs* oder wie es dort heisst, Santap, 138 Recepte giebt und eine Beschreibung von 404 Krankheiten und 1250 Krankheitssymptomen oder Unterabteilungen von Krankheiten.

2) Huth, Gesch. d. Buddhismus in der Mongolei, Bd. II, S. 390.

3) Die Datsane in Transbaikalien (russ.), Denkschriften der Amursection der Kaiserl. russ. geograph. Gesellsch. I, 4, Chabarovsk 1896, S. 140, Beil. 3.

4) Diese Titel sind mit den 4 Teilen der Tantra der Medicin identisch und in schriftgemässem Tibetisch zu umschreiben: *rtsa rgyud*, *bshad pai rgyud*, *man ngag rgyud*, *phyi mai rgyud*. Za-zhud erwähnt auch Kaplunov in seiner Diss., S. 16; er spricht von einer tibetischen heiligen Schrift „Saschud, d. i. das erste der vier Hauptbücher der Encyklopädie der Buddhisten [Ganschura-Danschura (!)].“ Dieser Za-zhud hat aber nichts mit dem Kanjur oder Tanjur zu thun, sondern ist eben der erste Teil des *r Ggud bzhi*. *Shimazhud*, *phyi mai rgyud*, ist wohl identisch mit dem in der Med. Zeitg. Russl., 1849, S. 292 erwähnten Buch Schimai-Dshut, von dem es dort heisst, es sei auf Wunsch eines Kaufmanns ins Russische übersetzt worden, über den Druck sei aber noch nichts bekannt geworden.

5) D. i. *r Gyud bzhi*, die (in der vorhergehenden Anmerk. genannten) vier Tantra der Medicin.

6) Skizzen aus dem Leben der buddhistischen Klöster und der buddhistischen Geistlichkeit in der Mongolei. Petersburg 1887, S. 165, Note (russ.).

tüchtigsten Ärzte in der Mongolei, und daraus zu schliessen, wahrscheinlich auch in Tibet, führen nämlich beständig Bücher, in welche sie die Geschichte der von ihnen behandelten Krankheit und die von ihnen angewandten Heilmittel eintragen. Bei seinem Tode vererbt der Lama-Doktor diese Denkschriften seinem besten Lieblingsschüler; leider werden diese der Praxis gewidmeten Journale selten herausgegeben, wiewohl ausgearbeitete Exemplare handschriftlich unter den Lama zirkuliren. „Zur Zeit meines Aufenthalts in Urga," fährt unser russischer Berichterstatter fort, „lebte bei unserem Konsulat der Arzt des sechsten Chubilghan, der Tibeter *Choindon*. Seine Annalen, die auf 20 gewaltige Bände angewachsen waren, wurden von ihm seinem Lieblingsschüler *Lubsán-Ghalsán* übergeben, der in *Orombó-gheghénei-chit* lebte. Als ich dieses Kloster besuchte, beschäftigte sich *Lubsán-Ghalsán* namentlich mit der Verarbeitung dieser Schriften. Ich weiss zwar nicht, ob diese Arbeit im Druck erscheinen sollte, aber schon zu meiner Zeit reisten viele Ärzte zu ihm hin, um sich Abschriften von diesem neuen Werke zu machen."

Ob die tibetische Medicin, und speciell ihre Litteratur, dem europäischen Westen irgendwie verpflichtet ist, lässt sich noch nicht entscheiden. In diesem Zusammenhang ist vor allem die von Wassiljev notirte Thatsache zu beachten, dass die Tibeter eine Übersetzung des Galen besitzen, die aber meines Wissens noch nicht aufgefunden worden ist.[1]) Nicht minder wichtig ist der von Pozdnejev erwähnte Umstand, dass die von Jesuiten-Missionaren zur Zeit des Kaisers Khang-hi aus europäischen Sprachen ins Chinesische übertragenen medicinischen Schriften ihren Weg ins Mongolische gefunden haben, und dass Proben dieser mongolischen Litteraturgattung gegenwärtig in der Petersburger Universitäts-Bibliothek sind.[2]) Daraus ist denn mit grosser Wahrscheinlichkeit zu schliessen, dass ebenfalls solche Werke auch ins Tibetische übersetzt worden sind.

Die Ärzte und das Studium der Medicin.

Die ersten Nachrichten bis auf die heutigen nennen als Ärzte nur die Priester, die Lama. Neben den höchsten Würdenträgern der Kirche, die eine Inkarnation oder Wiedergeburt Buddhas oder

1) Mélanges Asiatiques de l'Académie de St. Pétersbourg, Vol. II, pag. 574. Es mag auch an die von Schiefner Târanâthas Geschichte des Buddhismus, Petersburg 1869, S. 312, geäusserte Vermutung erinnert werden, dass im Namen Açvaghosha der Name Hippokrates nachhallen möge.

2) Pozdnejev, Skizzen etc. S. 162, Note.

der Heiligen darstellen, dem Dalai Lama und Pan chen rin po che, und den nächst niederen Wiedergeborenen Chutuktus und Chubilghanen, die natürlich die Macht des Heilens besitzen, werden die Ärzte repräsentiert von den *m Khan po* (d. h. Abt, Professor) und den *Rab hbyams pa* (etwa doctor universalis nach Köppen). In allen Klöstern oder Lamaserien befinden sich auch Magier oder Beschwörer, *Chos skyong*[1]), die nur in bestimmten Klöstern ihre Ausbildung erhalten können. Diese, die wohl der Volksstimmung zu Liebe aus dem alteingesessenen Schamanismus übernommen werden mussten, betreiben die magische Heilkunde; sie sind keine eigentlichen Mönche, wenigstens nicht der neueren Hochkirche, und sind nicht dem Cölibat unterworfen. Die eigentlichen lamaischen „Meister der Beschwörung", *s Ngags rams pa*, die nebst anderen geheimen Wissenschaften sympathetische Medicin erlernen und betreiben, erhalten ihre Ausbildung nur in zwei Klöstern der Hauptstadt Lhasa.[2]) Wie es bei dem theurgischen Charakter der tibetischen Heilkunde natürlich ist, sind die Lamaserien die Hochschulen für das medicinische Studium. Die grösseren Klöster haben nach Huc[3]) vier Fakultäten: die der Mystik, Liturgie, Medicin und des Studiums der heiligen Schrift. Auf den Hochschulen der transbaikalischen Mongolen ist die Einteilung der Lehrkurse nach Marthe folgende: der erste, 4 Jahre dauernde Kursus beschäftigt sich mit der mongolischen und tibetischen Sprache und Litteratur, der zweite, von dreijähriger Dauer, mit der Heilkunde, der dritte mit Astronomie und Astrologie, 1 Jahr, und der vierte 2 Jahre, mit buddhistischer Philosophie und Theologie in lamaischer Fassung.[4])

Die bekanntesten Klöster mit medicinischen Fakultäten sind *b La brang*, die grösste Lamaserie Tibets, in Lhasa, *Ra mo che*, *Moru*, *Gar ma khyan*, alle drei bei Lhasa, die sich auch durch die Fakultät der Magie auszeichnen; als Hauptmedicinschule giebt Csoma an *Chak phuri*, ein Kloster in oder bei Lhasa; für Mitteltibet nennt er zwei weitere von einigem Ruf, genannt *Chang zur*.[5]) Bedeutend ist ferner das altberühmte Kloster am Kukunôr *s Ku ₒbum* auf der Geburtsstätte des grossen Doktors und Reformators, *b Tsong kha pa* erbaut, und die Lamaserie in Urga in der nördlichen Mongolei. Daneben giebt es eine endlose Zahl kleinerer Kloster-Universitäten. Unsere Nachrichten über das medicinische Studium stammen von dem Pater Huc, der 1844—1846 in Tibet reiste und in seinen Souvenirs den medicinischen Unterricht im Kloster *s Ku ₒbum* schildert. Hauptwert

1) Köppen, Die lamaische Hierarchie, S. 259.
2) Derselbe, l. c. S. 290.
3) Souvenirs d'un voyage etc. 1853. Vol. II, 116.
4) Buddhistische Heilkunde etc. Globus, 59. Bd., S. 93. 1891.
5) J. A. S. B. IV, 2.

wird auf das Auswendiglernen der medicinischen Bücher und der Namen der Medikamente gelegt. Jeden Tag hat der Student seine Lektion dem Professor aufzusagen und die neuen Erläuterungen anzuhören. Schläge sollen dabei nicht selten sein. Es kommen auch praktische Übungen vor. Eine derselben, eine botanisch-pharmakologische, beschreibt Huc.[1]) Gegen das Ende des Sommers geht alljährlich der Lama mit seinen Schülern in die Berge, um Medicinalpflanzen zu sammeln. Die Exkursion dauert 8 Tage, während der nächsten 5 Tage findet die Auslese und Klassifizirung statt. Jeder Schüler erhält einen kleinen Anteil an den Medicinalpflanzen, der Rest verbleibt der Fakultät. Der letzte Tag der Exkursion ist ein Festtag, an dem sich Lehrer und Schüler an Thee, Milch, Kuchen, Gerstenmehl und gesottenem Hammelfleisch gütlich thun. Dass in Tibet wohl auch sonst mancher Zweig der Medicin praktisch erlernt wird, können wir aus den Berichten schliessen, die wir über eine Lamaserie der Burjaten bei Selenginsk erhalten haben.[2]) Dort wird nur das erste Jahr des medicinischen Unterrichts dem Auswendiglernen gewidmet; das zweite und dritte Jahr bringt die Bekanntschaft mit der Therapie und Chirurgie, mit vorwiegend praktischer Thätigkeit. Nach 10 bis 12 Jahren ist das Studium nicht bloss der Medicin, sondern auch der übrigen Fächer beendet; alsdann findet die Prüfung statt. In dem medicinischen Examen hat nach Huc der Kandidat in Gegenwart des Lehrers drei Patienten zu behandeln, die Symptome zu deuten und den Heilplan anzugeben. Auch nach Beendigung des Studiums ist der Lama strebsam genug, Neues zu lernen. Nach Marthe und Liétard (Ptizyn) reisen die burjatischen Ärzte fast alljährlich einmal nach dem berühmten Kloster der Mongolei in Urga, um im Verkehr mit den aus Lhasa dorthin kommenden tibetischen Professoren sich in der Medicin zu vervollkommnen. Die Lama-Ärzte nehmen als Priester eine sehr geachtete Stellung ein und sie wissen auch die Würde des Standes zu wahren. Jeder, der in ein Kloster aufgenommen werden will, muss sich genau auf seine Abstammung untersuchen lassen; man sieht vor allem auf reine Abkunft von väterlicher Seite, während man gemischtes Blut von der Mutterseite bis zu gewissem Grade duldet.[3]) Ferner werden die Knaben auf Verbildungen oder Defekte ihrer Glieder und Fähigkeiten geprüft: Krüppel jeglicher Art werden zurückgewiesen.[4]) Von den Aufgenommenen studieren aber nur wenige die Wissenschaften der Medicin, Astrologie etc., die meisten begnügen sich mit dem

1) Vgl. auch Przevalski, Reisen in der Mongolei. Deutsche Ausgabe. Jena, S. 376.

2) Globus, 59. Bd., S. 93 (Marthe).

3) Risley, Gazetter of Sikkim, p. 297. Calcutta 1894.

4) Ibid. p. 294.

Rang eines gewöhnlichen Mönches[1]). Dass bei dieser dreifachen Auswahl der Ärztestand eine gewisse Vornehmheit besitzt, ist darnach wohl zu glauben. Auch das Äussere ist der Würde des Standes entsprechend[2]). Der Ruf der tibetischen Lama-Ärzte ist sehr bedeutend, nicht nur in Tibet und unter den Burjaten, sondern auch sogar bei den Russen: man rühmt ihnen besonders grosse Geschicklichkeit in der Behandlung von Verletzungen und von Darmkatarrhen nach.[3]) Einen geradezu panegyrischen Ton schlägt der erwähnte Anonymus in der medicinischen Zeitung Russlands an, da er von den Heilerfolgen der burjatischen Lama spricht. Pozdnejev bezeugt, dass Krankheiten, die der europäischen Wissenschaft unheilbar schienen, durch Medikamente der Lama geheilt wurden.[4]) Die lamaische Pharmakologie rühmt Przevalski.[5])

Anatomie und Physiologie.

Die Frage, ob die tibetischen Lama von heutzutage anatomische Kenntnisse besitzen, ist vielfach erörtert worden. In der Litteratur existiert eine Bezeichnuug für Anatomie, *lus kyi gnas lugs*, was etwa so viel wie Anordnung der Körperteile besagt. Die Anatomie im Buche *r Gyud bzhi* giebt, wie es dem Charakter dieses aus dem Sanskrit übersetzten Werkes entspricht, fast genau die Anatomie der Inder wieder, obwohl das Buch doch später von dem tibetischen Arzte *Gyu thog* überarbeitet worden ist. Was die Tibeter etwa aus eigenem Wissen hinzugefügt haben, ist schon allein infolge unserer unvollkommenen Kenntnis der indischen Anatomie nicht zu bestimmen, die nicht zum geringsten Teil auf die unvollkommenen

---

1) Ibid. p. 302. Jäschke, in Mélanges Asiatiques, t. VI, 8. Petersb. 1873, bemerkt bezüglich des Interesses an den Wissenschaften in Tibet, man lese dort nicht aus rein wissenschaftlichem Interesse; „bei weitem in den meisten Fällen liest man, um damit Tugendverdienst zu erwerben, oder weil man aufrichtig glaubt, dass daraus der Seele Heil erwachse, oder aus Utilitätsinteresse: so studieren Ärzte ihre medicinischen Schriften u. s. w.“

2) S. die Abbildungen tibetischer Ärzte in Annales de l'Extrême Orient, t. II. p. 10. Paris 1879, 1880. Uchtomski, Orientreise Seiner Majestät des Kaisers von Russland. Bd. II, S. 285. Leipz. 1891—1899.

3) Marthe im Globus, Bd. 59, S. 93, und Medicinische Zeitung Russlands, 1849, S. 289.

4) Skizzen aus dem Leben buddhistischer Klöster u. s. w., S. 161—165, Note.

5) Reisen in der Mongolei, S. 375, 376. Jena (deutsch).

Ubersetzungen zurückzuführen ist.[1]) Auch in dieser Hinsicht ist zu bedauern, dass wir den grossen Kommentar zu dem *r Gyud bzhi*, das *Vaidûrya sngon po*, nicht kennen. Die alttibetische Anatomie ist so eng mit den physiologischen Anschauungen verknüpft, dass sie auch in der Darstellung von diesen nicht zu trennen ist. Das anatomisch-physiologische Kapitel im *r Gyud bzhi* beginnt mit der Physiologie der Zeugung.[2]) Der Foetus entsteht aus des Vaters Samen, der Mutter Blut und dem Lebensprinzip. Daraus ergiebt sich fast von selbst, dass das Vorwalten des ersteren einem Sohn, das Vorwalten des mütterlichen Blutes einer Tochter das Leben giebt; bei gleicher Quantität beider Komponenten entsteht ein Hermaphrodit. Teilt sich das mütterliche Blut in zwei Teile, so ist das die Anlage für Zwillinge. Aus dem Sperma werden die Knochen, das Gehirn und das Skelet gebildet, aus dem Blut der Mutter das Fleisch, das Blut, das Herz, die Lunge, Leber, Milz, Niere und die 6 Venen; das Lebensprinzip stattet den Menschen mit dem Bewusstsein aus. Das Wachstum des Foetus geht aus von zwei Venen zu beiden Seiten des Uterus, von einem kleinen Gefäss, welches das Menstrualblut der Mutter führt, und von dem Chylus, der aus der mütterlichen Nahrung gebildet in den Uterus hinabsteigt und hier auch die Vereinigung des Samens, des Blutes und des vitalen Prinzipes befördert. Die Frucht macht während 38 Wochen Veränderungen durch. Als entwickelungsmechanisches Moment gilt der im Körper vorhandene „Wind". In der ersten Woche ist der Embryo wie ein Gemisch von Milch und Blut, in der zweiten Woche hat er eine fadenziehende, klebrige Beschaffenheit, in der dritten Woche wird er wie geronnene Milch; in der vierten Woche kann man bereits aus der Form, welche die Frucht annimmt, das Geschlecht erkennen. Während des ganzen ersten Monats hat die Mutter im Leibe und in der Seele unangenehme Sensationen. Die fünfte Woche bringt die Anlage des Nabels, des wichtigsten Körperteiles, von dem aus sich in der sechsten Woche die Lebensader entwickelt. In der siebenten Woche zeigen sich die Umrisse der Augen, infolgedessen kann man in der achten Woche bereits die Kopfform erkennen, der in der neunten und zehnten Woche die Gestaltung des Ober- und Unterleibes, der beiden Arme und der Weichen folgt. Es entstehen dann hintereinander in den einzelnen Wochen die Konturen der neun Löcher, die fünf Lebensorgane: Herz, Lunge, Leber,

1) Es mag hier die Aufmerksamkeit auf die seit 1897 in der Bibliotheca Indica, Calcutta, erscheinende neue englische Übertragung des Suçruta-Samhitâ durch A. F. R. Hoernle gelenkt werden. Der Wunsch, diese kritische Übersetzung bald vollendet zu sehen, erscheint nach den verunglückten Übersetzungsversuchen von Hessler und Dutt sehr berechtigt.

2) Journal of Asiatic Society of Bengal. IV, 6ff.

Milz, der Gefässapparat; dann die sechs Venen; im vierten Monat das Mark der Arm- und Oberschenkelknochen; das Handwurzelgelenk und die Unterschenkel, die Finger und die Zehen, die Venen oder Nerven, welche die äusseren und inneren Teile verbinden; der fünfte Monat bringt Fleisch und Fett, die Sehnen und Fasern, die Knochen und das Mark der Beine. Es folgen die Haut, die Öffnung der neun Löcher, die Haare und Nägel, Vollendung der Eingeweide und Gefässentwicklung, zugleich damit Beginn der Empfindung für Lust und Schmerz, dann die Cirkulation oder Windbewegung, Beginn der Erinnerung. In der 27.—30. Woche bildet sich der Körper vollkommen aus und wächst nur noch im achten Monat. In der 36. Woche nehmen die Sensationen im Unterleib zu, die 37. Woche ruft sogar Erscheinungen von Nausea hervor. In der 38. Woche wendet sich der Kopf dem Muttermund zu, die Geburt beginnt. Zu betonen ist, dass dieses embryologische System wirklich die Entwicklung hervorhebt gegenüber manchen anderen historischen Ontogenieen, die nur von dem Wachstum des bereits gänzlich vorgebildeten Menschen reden wollten.

Der fertig gebildete Körper enthält die drei Humores oder Essenzen, Schleim *bad kan*, Galle *mkhris pa*, Wind *rlung*. Von den fünf Elementen: Erde, Wasser, Feuer, Wind, Äther, die nach der indischen Naturphilosophie und Medicin den Körper zusammensetzen und die dort vor allem die Humores bilden, ist, soweit aus Csoma's Analyse ersichtlich, im *r Gyud bzhi* keine Rede. Der Centralsitz des Schleimes ist der obere Teil des Körpers; der der Galle befindet sich im mittleren Teil, der des Windes im unteren Teil des Stammes.[1]) Die drei Essenzen haben Kanäle oder Wege, durch die sie sich im ganzen Körper ausbreiten. Die Transportwege des Schleimes sind Chylus, Fleisch, Fett, Mark und Sperma, Exkremente und Urin, Nase und Zunge, Lungen, Milz und Nieren, Mund und Blase. Die Vehikel der Galle sind Blut, Schweiss, die Augen, die Leber und andere Eingeweide. Die Kanäle der Windbewegung sind die Knochen, das Ohr, die Haut, die Arterien und die Därme.[2]) Auf diesem Zuge durch den Körper erfüllen die Humores an bestimmten Orten bestimmte Funktionen, und zwar jeder Humor fünf.[3]) Der Schleim dient der Brust als Stützmittel[4]); er fördert das Kauen und Verdauen;

---

1) Journ. of. As. Soc. Beng. IV, 3.

2) Ibid. p. 3.

3) Ibid. p. 10.

4) Bei Jäschke, A. Tibetan-Englisch Dictionary, p. 365, London, 1881, ist die Theorie des *bad-kan* etwas modifiziert: der Schleim findet sich erstens in den Schultern und Halsgelenken, zweitens im Magen, drittens auf der Zunge und am Gaumen, viertens im Gehirn, in den Augen u. s. w., fünftens in den übrigen Gelenken.

er ist die Ursache des Schmeckens auf der Zunge, befeuchtet das Gehirn und verbindet alle Gelenke. Die Galle findet sich als verdauende Kraft im Magen, als Chylus bildende in der Leber, als Wachstum fördernde im Herzen; sie erzeugt dem Auge die Sehkraft und giebt der Haut die klare Farbe. Der Wind hat als Lebenserhalter seinen Sitz im Kopf und in der Brust (Atmung?); vom Herzen aus durchdringt er alles, Bewegung verursachend; im Magen hat er die Funktion, die Wärme im Körper gleichmässig zu verbreiten, und in den Därmen sendet er die Exkremente nach abwärts. Charakteristische Eigenschaften des Schleimes und seiner Organe sind Fettigkeit, Kühle, Schwere, Dummheit, Sanftheit, Festigkeit, feste Verbindung, Leidenschaftlichkeit. Die Galle zeichnet sich aus durch Fettigkeit, Schärfe, Leichtigkeit und Unreinlichkeit. Wind ist gekennzeichnet durch Rauhigkeit, Leichtigkeit, Kälte, Härte und Beweglichkeit. Die Quantität des Schleimes soll dreimal soviel betragen als in die beiden Hände hineingeht, die Menge der Galle soll der Quantität einer einmaligen Entleerung gleichkommen, die Windmenge soll dem Inhalt der vollen Blase entsprechen.[1]) Nächstdem haben die grösste Bedeutung die sieben Stützen des Körpers: Chylus, Blut, Fleisch, Fett, Knochen, Mark und Samen.[2]) Mit diesen in enger Verbindung stehen die drei Ausscheidungen: Kot, Urin und Schweiss. Entstehung und Bedeutung der Stützen und Exkrete ist folgende. Der Mageninhalt zerfällt nach der Verdauung in Chylus und Faeces; letztere scheiden sich in Kot und Urin. Aus dem Chylus entsteht das Blut, dieses bewahrt die Feuchtigkeit des Körpers, erhält das Leben und vermehrt das Fleisch. Das Fleisch bedeckt den Körper innen und aussen und setzt Fett an. Das letztere macht den Körper fettig und ruft Knochenbildung hervor. Die Knochen geben dem Körper eine Stütze und vermehren das Mark. Das Mark verbessert den eigentlichen Körpersaft und produziert das Sperma. Dieses trägt zu dem Wohlbefinden des ganzen Körpers bei und zu der Erzeugung eines neuen Wesens. Der Kot dient den Därmen zur Stütze. Der Urin schafft die kranken Humores weg, dient den dünnen Faeces als Vehikel und schafft die fauligen, dicken Sedimente aus dem Körper. Der Schweiss macht die Haut weich und öffnet die versperrten Haarporen. Als lebenswichtige Organe werden genannt: Herz, Lunge, Leber, Milz und als fünftes einmal der Gefässapparat, ein anderes Mal die Nieren. Diese fünf vitalen Organe stehen, wie bereits erwähnt, mit den drei Essenzen in enger Verbindung.

Unter dem Gefässapparat versteht man Arterien, Venen und Nerven.[3])

---

1) Journ. As. Soc. Beng., IV, 8.
2) Ibid p. 3 und 10.
3) Ibid. p. 8.

Die grösseren Arterien sind wenigstens insofern davon getrennt, weil man sie als die Kanäle des Windes erkannt hat. Gelegentlich werden auch Sehnen mit Nerven und Venen identifiziert. Man unterscheidet vier Arten von Adern oder Nerven: die der Vorstellung, des Seins, der Verbindung, der Lebenskraft. Die erste Gruppe bilden die drei vom Nabel ausgehenden Nerven (Venen): der erste, Schleim und Dummheit erzeugend, geht zum Gehirn; der zweite, Galle erzeugend, mit dem Blut und Zorn zusammenhängend, tritt in das Hypochondrium; der dritte, Wind hervorrufend, steigt zu den Genitialien herab und und erregt den Sexualtrieb des Mannes und des Weibes. Von Nerven (Venen) des Seins giebt es vier: der eine, begleitet von 500 kleineren Nerven, erregt vom Gehirn aus die Organe an Ort und Stelle; ein anderer sitzt im Herzen und macht dasselbe der Erinnerung fähig, hat gleichfalls 500 Begleiter; der dritte, das Wachstum und die Änderung des Körperbestandes bedingend, hat seinen Sitz nebst 500 kleineren Nerven im Nabel; der vierte, der das Wachstum der Kinder und Nachkommen verursacht, sitzt nebst 500 kleineren im Penis und umfasst den ganzen Körper. Die Verbindungsnerven (Venen) sind entweder weiss oder schwarz. Man hat 24 breite, die dem Wachstum der Sehnen und der Vermehrung des Blutes dienen; ferner 8 breite, die verborgen sind und die Krankheiten der Eingeweide und Gefässe verbinden, und 16 sichtbare, welche die äusseren Glieder verbinden. Aus diesen entstehen 77 andere, die blutenden (oder Aderlass?) Venen (die man wahrscheinlich zum Aderlass benutzte). Es giebt 112 schädliche Venen, 189 gemischter Natur. Von diesen entspringen 120 für die äusseren, inneren und mittleren Teile, und die 120 verzweigen sich in 360 kleinere, die durch den Körper wie ein Netzwerk gehen. Dann giebt es noch 19 Nerven (Venen) mit kräftiger Funktion, die wie Wurzeln vom Gehirn, dem Ocean der Nerven, hinabsteigen; 13 davon sind verborgen und verbinden die Eingeweide; die 6 anderen, die äusseren Teile verbindend, sind sichtbar, von ihnen breiten sich 16 kleine Sehnen aus. Und nun die vierte Gruppe, die der vitalen Nerven (Venen). Der eine begreift Kopf und Leib; der zweite steht mit der Respiration in Verbindung; der dritte ist der Hauptnerv, verbindet die Cirkulationskanäle für Luft und Blut, reguliert das Wachstum des Körpers, ist der vitale Nerv par excellence und wird wegen seiner Bedeutung die Schlagader genannt (vielleicht die Aorta?). Im ganzen giebt es 900 Nerven oder Fasern.

Es spielen noch folgende Zahlen eine Rolle: es giebt 12 grosse Gliedergelenke und 250 kleine, 16 Sehnen, 11000 Kopfhaare, 11 Millionen Haarporen am ganzen Körper und 9 Öffnungen oder

1) Ibid. p. 8, 9.

Löcher[1]); an einer anderen Stelle ist die Rede von 13 Öffnungen und Durchgängen für den Transport der Luft, des Blutes, der Getränke und Nahrung, beim Manne, und 16 derart beim Weibe.[2]) Von den rein physiologischen Problemen ist die Frage der Verdauung in folgender Weise gelöst.[3]) Die Hauptursache der Magenverdauung ist die Wärme. Ist sie von der rechten Temperatur, so ist die Verdauung leicht: es entsteht keine Krankheit, es erhöht sich der Glanz des Gesichtes, und es vermehrt sich der Chylus. Die Speisen gelangen durch die Lebensluft oder den Wind in den Magen. Hier verursacht die Kraft des Schleimes eine süsse Gährung, und dadurch bildet sich neuer Schleim. Alsdann wird der Speisebrei durch die Galle heiss und sauer und produziert neue Galle. Nun tritt der Wind in sein Recht und ermässigt die Temperatur des Speisebreies auf die des Körpers. Jetzt trennen sich die Faeces ab, die sich in dicke und dünne, Kot und Urin, scheiden. Der Chylus geht durch 9 Venen vom Magen zur Leber und wird dort zu Blut, und damit beginnt dann der Turnus der Umwandlung, den die 7 Stützen des Körpers, wie oben geschildert, durchmachen.

Dies sind die anatomisch-physiologischen Anschauungen nach Csomas Analyse des *r Gyud byhi.* Ob und wie sich die Anatomie und Physiologie der Tibeter innerhalb der seit Übersetzung des *r Gyud byhi* verflossenen 1000 Jahre geändert oder sich entwickelt hat, das wissen wir nicht. Es ist uns ja bis jetzt kein späteres medicinisches Werk zugänglich geworden, und gerade über Anatomie und Physiologie bringen uns die Reisewerke kaum mehr als nichts. Von vornherein ist nicht anzunehmen, dass man in Tibet die fast heilig geachteten Vier Tantra der Medicin hätte aufgeben sollen. Und die Kommentierung derselben durch den Regenten von Lhasa im 17. Jahrhundert beweist auch, dass unser Werk sehr lange Zeit massgebend gewesen ist. Für die Mongolen giebt Kirilov an, dass bei denselben noch Leute die Vier Tantra der Medicin im Vordergrund stehen.[4]) Dort spielen die fünf Elemente eine Rolle in der Medicin.[5]) Kirilov giebt weiter an, dass die Lama der Mongolen

1) Journ. As. Soc. Beng. IV, 9.

2) Ibid. p. 9.

3) Ibid. p. 10.

4) In „Bote für Socialhygiene". 1892. Kirilov fügt seiner Abhandlung eine Reihe von Tafeln bei, welche in dem Schema eines Baumes die physiologischen, pathologischen und andere Theorieen veranschaulichen. Es fehlt leider jede Angabe, ob dieselben ein Werk des Verfassers sind oder einem tibetischen Buche entstammen.

5) Nach Jäschke finden sich die fünf Elemente auch bei den Tibetern. Bei der Erzeugung des Körpers bildet die Erde den Nasenschleim, das Wasser den Speichel, das Feuer die Bilder in den Augen, die Luft das Hautgefühl, der Äther die Gehörswahrnehmung. Handwörterbuch der tibetischen Sprache. S. 403.

auch anatomische Zeichnungen und Tafeln besitzen, die eine ungefähre Vorstellung von der Grösse und Lage der inneren Organe zu geben vermögen; jedoch seien sie immerhin noch so ungenau, dass die Abbildung des Unterarms und des Unterschenkels nur einen Knochen zeige.

Auch die Lama der Tibeter haben wohl heute noch andere anatomische Kenntnisse, abgesehen von denen, die in uns noch unzugänglichen Büchern enthalten sein mögen. Die Lama verwenden vielfach Knochenteile der Menschen und tierische Skelete im Dienste des Kultus. Die Leichen werden in Tibet nicht in der Erde bestattet, sondern gewöhnlich ganz oder zerstückelt auf das freie Feld oder an einen eigens dazu bestimmten Ort gebracht und den Geiern und Hunden zum Frasse vorgeworfen. Da ist es natürlich ein Leichtes, Skeletteile zu erhalten. Aus den langen Röhrenknochen der Beine werden Trompeten angefertigt; zwei Schädelkalotten, die an ihrer konvexen Seite verlötet werden, dienen zur Herstellung von Trommeln, wie man sie in unseren ethnographischen Museen finden kann. Schädelkalvarien werden auch als Opfer für *Thse dpag med* (Amitbâba) und als Schalen für Libationen, die man anderen Gottheiten darbringt, benutzt.[1]) Wir kennen durch Rockhills Übersetzung[2]) eine Schrift, die eine Anleitung giebt, die für diesen Zweck geeigneten und ungeeigneten Schädel zu unterscheiden. Trotz der zahllosen indotibetischen, mystischen Auseinandersetzungen verrät die Schrift doch eine genauere Bekanntschaft mit den Schädelknochen. Tierische Skelete werden zu Weissagungen benutzt. Huc erzählt, dass ein Lama ihm und seinem Begleiter Gabet an einem Hammelskelet sämtliche Knochen, die grossen und kleinen, in singendem Ton herzählte und alsdann sehr erstaunt war, von den Lama des Westens — so nannte er die beiden Missionare — ihre Unkenntnis dieser Dinge zu vernehmen.[3]) Nach Jäschkes Wörterbuch sollen die Tibeter einige Bezeichnungen für gewisse Muskeln haben. Aus diesen Bemerkungen scheint hervorzugehen, dass die heutigen Lama sich aus eigener Anschauung manche anatomische Kenntnisse erworben haben.

---

1) Rockhill, On the use of skulls in Lamaist ceremonies, in Proceedings of American Oriental Society. Oktober 1888, p. 25.

2) Ebenda, p. 26—31.

3) Citiert nach Jaquot in Gaz. Méd. de Paris, 1854, p. 673.

Allgemeine Pathologie.

Historisch sind auch hier wieder die Anschauungen im *r Gyud bzhi* die ältesten, die uns bekannt geworden sind.[1]) Die drei Haupterreger der Krankheiten sind die Wollust oder das brennende Verlangen, die Erregung oder der Jähzorn, die Dummheit oder Unwissenheit. Die aetiologischen Momente stehen in der engsten Verbindung mit den drei Essenzen oder rufen das Überwiegen der einen oder anderen Essenz hervor: die Wollust gehört zum Winde, der Jähzorn zur Galle, die Dummheit zum Schleim. Der accessorischen Ursachen sind vier: die Kälte oder Hitze der verschiedenen Jahreszeiten, böse Geister, verkehrte Ernährung, schlechte Lebensführung.[2]) Die Krankheiten des Alters stehen hauptsächlich unter dem Zeichen des Windes, die des mittleren Alters unter dem der Galle, und die Kinderkrankheiten sind vorwiegend dem Schleim unterworfen.

Natürlich werden den drei Krankheitsarten auch besondere Praedilektionsstellen zugeschrieben. Die Krankheiten, in denen der Wind vorherrscht, siedeln sich in den kalten Körperteilen an, die Krankheiten, die von der Galle ausgehen, lieben die trockenen und heissen Teile, die des Schleimes bevorzugen die feuchten und fettigen. Dementsprechend teilt man auch die Krankheiten in heisse und kalte. Die Klasse der heissen umfasst die von der Galle, dem Prinzip des Feuers (und von dem Blut?) ausgehenden Veränderungen, während die Krankheiten, die dem Wind und dem Schleim, dem Prinzip des natürlichen Wassers angehören, die Gruppe der kalten ausmachen. Die von den Würmern und von dem Serum verursachten Erkrankungen gehören zu beiden Klassen. Auch die Tages- und Jahreszeiten kommen in Betracht: die Windkrankheiten entstehen gemeinhin im Sommer, vor Tagesanbruch und gegen Mittag; die Galle bevorzugt den Herbst, den Mittag und die Mitternacht; der Schleim herrscht im Frühling, am Morgen und am Abend vor. Wir sehen hierin schon eine Kombination der drei essentiellen aetiologischen Momente mit dem ersten der accessorischen. Durch weitere Kombinationen entstehen dann 404 Krankheiten[3]), von denen

1) Journ. As. Soc. Beng, IV, 3.

2) Im Sinne der buddhistischen Lehre der Seelenwanderung auch auf das frühere Leben bezüglich. Journ. As. Soc. Beng, IV, 11.

3) Ptizyn giebt 440 Krankheiten an. Vgl. Liétard, La grande encyclopédie, t. XXIII, p. 315. „Das Werk von den 100 Tausend Nâga" erwähnt an einer Stelle 400 Krankheiten, an einer anderen Stelle spricht es von den Wind-, Galle-, Schleim-Krankheiten und den vielen Krankheiten, den vier Krankheiten. S. die Übersetzung desselben von B. Laufer in Mém. de la société Finno-Ougrienne, XI, p. 43, 45, 57, Helsingfors 1898.

101 den schlechten Humores allein zugeschrieben werden; und zwar gehören 42 in den Bereich des Windes, 26 in das Gebiet der Galle und 35 dem Schleim.[1]) Welche Rolle die 302 Folgekrankheiten innerhalb dieses Systems spielen, ist aus Csomas Analyse nicht zu erkennen.[2]) Dieselben haben ihren Sitz im Fleisch, im Fett, in den Knochen, Sehnen, Nerven, Eingeweiden und Venen, und für jede Gewebsart giebt es eine bestimmte Zahl von Erkrankungen. Von diesen 302 Krankheiten sind 96 so gefährlich, dass sie sich auch mit der grössten Geschicklichkeit nicht behandeln lassen; 49 haben einen mittleren Grad von Bedenklichkeit, können jedoch von einem gelehrten Arzt behandelt werden; der Rest kann auch von anderen geheilt werden.

.Hat auch das *r Gyud bzhi* die indische Theorie von den drei Essenzen in den Vordergrund der Pathologie gestellt, so finden wir doch in den Reisewerken der neueren Zeit die Dämonen oder bösen Geister vorwiegend als die Erreger der Krankheiten bezeichnet: während die Geister in den Vier Tantra nur eine accessorische Ursache darstellen, scheinen sie in der späteren Zeit wieder eine universelle Bedeutung erlangt zu haben. Antonio d'Andrada, der im 17. Jahrhundert in Tibet reiste, berichtet, dass die Ärzte dort der Meinung sind, Berggeister träten in die Hütten der Menschen und brächten ihnen die verschiedenen Krankheiten.[3]) Auch Witsen (18. Jahrhundert) erzählt, dass die Lama alle Krankheiten dem Teufel zuschreiben.[4]) Dieselben oder ähnliche Nachrichten finden wir bei Huc[5]), Schlagintweit[6]), Bishop[7]), Waddell[8]), Landor[9]) u. a. Von Waddell wissen wir wenigstens, dass seine Angabe den Bewohnern von Sikkim gilt, welche diese Krankheitsdämonen mit dem gemeintibetischen Wort *gshed* heissen; die anderen geben uns leider nicht den Volksstamm an, welcher der bezüglichen Anschauung huldigt. Hingegen finden wir bei anderen wieder die Götter der vier Elemente als Krankheitserreger. Der Windgeist ruft die Erkrankungen der Atmungsorgane hervor, der Feuergott schickt Fieber und Entzündungen, der Wassergott ist der Erreger der Wassersucht, Urinverhaltung und Blutungen; der Erdgeist verursacht die Erkrankungen

1) Journ. As. Soc. Beng. IV, p. 11.

2) Ibid. p. 9.

3) Lettere annue del Tibet del 1626 e della Cina del 1624. Roma 1628.

4) Noord en Oost Tartaryen. Amst. 1785, I, 326b.

5) Souvenirs d'un voyage dans la Tartarie, le Tibet etc., I, 76.

6) Citiert nach Wiener Med. Wochenschr. 1863, 508, 523.

7) Isabella L. Bishop, Among the Tibetans. London, 1894, p. 104.

8) In Risley, Gazetteer of Sikkim, p. 343.

9) Landor, Auf verbotenen Wegen. Reisen und Abenteuer in Tibet. 4. Aufl. Leipzig 1899, S. 276—286 über tibetische Heilkunst, im allgemeinen wenig glaubwürdig.

fester Teile, wie Rheumatismus, Geschwülste u. s. w. In anderen Krankheiten, die sich nicht deutlich auf die Elemente beziehen lassen kommt es auf die Meinung des Lama an.[1]) Die Mongolen haben nach Kirilov noch die Theorie von den abnormen Verhältnissen der, drei Kardinalessenzen, und zwar genau der Anschauung des *r Gyud bzhi* folgend.[2])

Spezielle Pathologie und Therapie.

Grade beim Kapitel der speciellen Pathologie beginnt Csomas Analyse weniger eingehend zu werden.[3]) In dem dritten Tantra, das die vollständige Erläuterung der Krankheiten enthält, giebt Csoma nur die Krankheitsbezeichnungen und die Einteilung des Stoffes an. Die Einteilung oder Beobachtungsmethode besteht bei den meisten Erkrankungen in der Berücksichtigung der fünf Punkte: 1. Ursache, 2. accessorische Ursache und ihre Folgen, 3. Einteilung in verschiedene Unterabteilungen, 4. Symptomatologie, 5. Therapie. Bei manchen Krankheiten kommen noch andere Gesichtspunkte hinzu, wie Zeit, Prophylaxe u. a. Das ist alles, was wir erfahren. Wir sind deshalb hier ganz besonders auf die Berichte der Reisenden angewiesen. Da uns die Kenntnis der Einteilung der tibetischen Pathologie fehlt, so ordnen wir die Krankheiten nach dem bei uns üblichen Schema.

Wenden wir uns zuerst zu den Infektionskrankheiten. Die Blattern, *₀brum nad*, sind eine der gefürchtetsten Krankheiten in Tibet. Nach einem chinesischen Bericht (1798) waren die Pocken in der alten Zeit in Tibet unbekannt, haben aber dann im 18. Jahrhundert grosse Verheerungen dort angerichtet.[4]) Das *r Gyud bzhi* kennt allerdings auch die Blattern[5]); jedoch beweist das keineswegs, dass man die Pocken bereits im 8. Jahrhundert unserer Zeitrechnung in Tibet kannte, weil das Werk doch aus dem Sanskrit übersetzt ist und somit eigentlich die Krankheiten der Inder darstellt: die Zusätze der späteren Redaktion sind ja noch unbekannt. Sicher ist, dass die Blattern seit geraumer Zeit eine grosse Plage Tibets darstellen. Sie

1) Campbell in The Phoenix III, 144 und Hooker, Himalayan Journals. Notes of a Naturalist in Bengal, the Sikkim etc. New ed. II vols. London 1855. II. Bd., p. 182, 183. Bei beiden gilt das Gesagte von dem eigentlichen Tibet.

2) Kirilov, Die gegenwärtige Bedeutung der tibetischen Medizin, in Bote für Socialhygiene u. s. w., 1892, p. 97.

3) Journ. As. Soc. Beng. IV, 13—18.

4) Rockhill, Tibet, a geogr., ethn. and hist. sketch derived from Chinese sources, in Journ. of the Royal As. Soc. of Great Britain and Ireland. 1891. p. 285, Note 1.

5) Journ. As. Soc. Beng. IV, 14.

sind im eigentlichen Tibet[1]), im Bhutân[2]), Sikkim[3]), Ladâkh[4]), Kumaon[5]) und Nepal[6]) verbreitet. Gill ist allerdings der Meinung, wenn Tibeter an Blattern erkrankten, so hätten sie dieselbe aus China mitgebracht, das sie auch aus diesem Grunde zu betreten fürchten[7]); ist doch auch 1779 der Pan chen rin po che dieser Krankheit in Peking erlegen.[8]) Von der Anschauung der Tibeter über die Aetiologie, Theorie u. s. w. der Variola wissen wir nichts. *r Gyud bzhi* unterscheidet die weissen und schwarzen Blattern (eitrige und haemorrhagische).[9])

Eine Therapie scheint man nicht zu kennen. Sobald die Krankheit in einem Orte ausgebrochen ist, so zwingt man entweder die Erkrankten, sich in ihr Haus einzuschliessen, unter Verbot jeder Annäherung an Gesunde, oder, was viel häufiger ist, man schickt oder trägt die Kranken einfach aus dem Dorf in die Berge, oder aber die Gesunden verlassen den Ort; in allen Fällen sind die Blatternkranken dem Hungertod geweiht.[10]) Mit Recht betont Gill, dass aus diesem Grunde die Variola in Tibet fast immer tödlich verläuft, während der Chinese dieselbe wie eine Erkältung überwindet.[11]) Seit 1794 besteht in Lhasa ein Blatternhaus, das der Dalai Lama auf Befehl des chinesischen Kaisers errichtet hat. Die Patienten erhalten dort nur ihre Nahrung und was sie etwa sonst bedürfen[12]); und Gützlaff behauptet, dass die Blatternkranken dort infolge der Medika-

1) Turner, An Account of an Embassy to the Court of the Teshoo Lama in Tibet. London 1800, p. 415. Cooper, Travels of a pioneer of commerce or an overland journey from China towards India. London 1871, p. 257. Campbell, Notes on Eastern Tibet. Phoenix I, 145.

2) Turner l. c., p. 218.

3) Waddell, Some ancient Indian charms, in Journ. of anthrop. Institution of Great Britain and Ireland. London 1895, p. 42, und Risley, Gazetteer of Sikkim, p. 310.

4) Ramsay, Western Tibet. Lahore 1890, p. 148 und Bishop, Among the Tibetans. London 1894, p. 104, 105.

5) Traill, Statistical Sketch of Kamaon. Asiat. Researches Calcutta 1828, p. 214, 215.

6) Hooker, Himalayan Journals I, 125, fand die Pocken unter den Lepcha in Nepal.

7) The River of Golden Sand. Narrative of a journey through China and Eastern Tibet to Burmah. London 1880, vol. II, 155.

8) Turner l. c., p. 450 (Appendix).

9) Journ. As. Soc. Beng. IV, 14.

10) Vgl. die Citate 1—6 dieser Seite. Turner, p. 218, berichtet: der verstorbene Teshoo Lama (Pan chen rin po che) verlegte seinen Sitz nach Chamnamning, als die Pocken ausbrachen, und b Kra shis lhun po war 8 Jahre ohne Bewohner.

11) The River of golden sand. London 1880, II, p. 155.

12) Rockhill in Journ. of the R. As. Soc. of Gr. Brit. and I. London 1891 p. 255, Note.

mente stürben.[1]) Nach Campbell soll in Ost-Tibet jährlich in der warmen Jahreszeit die Variolation stattfinden. Er giebt zwei Methoden an: die eine ist die vermittelst Schnitte am Handgelenk; die andere beruht auf der Einatmung des Blatterngiftes. Ein Baumwollflock wird mit dem Pockeneiter durchtränkt und dann getrocknet, darauf legt man ihn 2—3 Tage in die Nase, bis sich die Symptome der Variola zeigen. Diese Methode stammt aus China.[2]) Von dem *s De pa Râja* von Bhutân, den Turner in *b Kra shis chos rdzong* (Tassisudon) besuchte, wissen wir, dass er sich 1779 in China inoculieren liess, als er den erwähnten Teshoo Lama nach Peking begleitete[3]). Von der Behandlung eines hochgestellten Blatternkranken erzählt Turner. Die Lama hingen in der Krankenstube Abbildungen von Pockenkranken in verschiedenen Stadien auf; zu gleicher Zeit musste der Patient Wohlthätigkeit üben.[4]) Von den Bewohnern Sikkims berichtet Waddell einen Zauber gegen Variola.[5]) Man nimmt ein Amulet, das eine Zeichnung aus konzentrischen Kreisen mit Zeichen und Bildern, in der Mitte eine Lotosblüte darstellt, und schreibt darauf mit dem Saft des Som-Baumes[6]) die Buchstaben o i n, bestreut das Amulet mit pulverisierten Knochen eines an Blattern verstorbenen Menschen, schnürt es zusammen und trägt es am Halse direkt auf der Brusthaut.

Für Masern haben die Tibeter ein Wort, *tshat bur,* nach Ramsay; derselbe erklärt aber, dass die Krankheit selbst unter den Ladâkhi unbekannt ist.[7]) Im *r Gyud bzhi,* wenigstens in Csomas Analyse, sind Masern nicht erwähnt.

Erysipel ist in diesem Werk genannt: man kennt mehrere Arten.[8])

Von dem eigentlichen Typhus hören wir nirgends etwas; aber wir lesen des öfteren von einer typhösen Erkrankung, die *rtsa nad* (Aderkrankheit) genannt wird. Diese bricht häufig im Frühjahr in Ladâkh (West-Tibet) epidemisch aus; die Zeichen sind nicht deutlich beschrieben, um sich ein Bild von dieser Erkrankung zu machen.

---

1) Gützlaff, Tibet and Sefan. Journ. of the R. Geogr. Soc. XX, 226. 1851.

2) Campbell, Notes on Eastern Tibet. Phoenix I, 145.

3) Saunders, Some Account of the vegetable and mineral productions of Bootan and Tibet, in Turner, An Account of an embassy etc., p. 415. Saunders' Account findet sich übersetzt in Sprengel u. Forster, Neue Beiträge zur Länder- und Völkerkunde. III. Teil, Leipzig 1790.

4) Turner l. c., p. 469.

5) In Risley, Gazetteer of Sikkim, p. 340 u. Journ. Anthr. Inst. Gr. Brit. XXIV, 42.

6) Waddell denkt an den Soma-Baum, bemerkt aber, der tibetische Übersetzer halte ihn für eine Fichte (Tib. som = Fichte nach Jäschke).

7) Ramsay, Western Tibet, p. 100.

8) Journ. As. Soc. Beng. IV, 16.

Diesem Fieber unterlag auch der Missionsarzt der Brüdergemeinde Carl Marx[1]).

Cholera wird im *r Gyud bzhi* zweimal unter zwei verschiedenen Bezeichnungen erwähnt[2]). Auch in den verschiedenen tibetischen Dialekten finden wir verschiedene Ausdrücke wie *ṅa log* (Sikkim), *khoṅ log* (West-Tibet). Aber daraus zu schliessen, Cholera sei in Tibet häufig oder verbreitet, erscheint nicht berechtigt. Im Gegenteil wird behauptet, dass die Krankheit in Ost-Tibet gänzlich unbekannt sei[3]), und Hooker[4]) bemerkt, dass die Lepcha sehr selten an Cholera leiden, und selbst wenn dieselbe eingeschleppt würde, erlange sie keine Ausdehnung. Da Indien einen Choleraherd repräsentiert, so stammt wohl die Hauptkenntnis der Tibeter über diese Krankheit aus der Sanskrit-Litteratur. Es findet sich deshalb auch der aus Indien stammende Zauber unter den Bewohnern von Sikkim[5]). Das oben erwähnte Amulet wird als Cholerazauber folgendermassen behandelt: man schreibe mit dem Kot eines schwarzen Pferdes und mit schwarzem Schwefel und mit Moschuswasser die Buchstaben (Z A?), falte dann das Amulet in ein Stück Schlangenhaut zusammen und trage es am Halse.

Dysenterie wird in den Vier Tantra zu der Gruppe der kleinen Krankheiten gezählt[6]). Das Vorkommen der Ruhr in Ost-Tibet erwähnt Campbell[7]).

Von der Pest wissen wir kam etwas. *r Gyud bzhi* spricht nur von *bal nad*, d. h. Nepalische Krankheit[8]) Von Reisenden erwähnt nur Dutreuil de Rhins des Vorkommens der Pest; sie heisst nach ihm dort *ngan*[9]). Im Lande Sikkim kennt man einen Zauber gegen die Pest, den Zauber des Garuda, des Königs der Vögel, der mit einer Schlange im Schnabel und mit ausgebreiteten, mit Zaubersprüchen beschriebenen Federn dargestellt ist[10]).

Dem Fieber ist eine Reihe von Kapiteln des *r Gyud bzhi* gewidmet; man kennt verschiedene Fieberarten, darunter eine mit Geistesstörungen (Typhus?)[11]). Der Arzt der Turnerschen Expedition

1) E. F. Knight, Where three empires meet. Narrative of recent travel in Kashmir, Western Tibet, Gilgit etc. London 1893, p. 168, 169. Reichelt, Die Himalaya-Mission der Brüdergemeinde. Gütersloh 1896. S. 73, 74.

2) Journ. As. Soc. Beng. IV, 14.

3) Campbell, in Phoenix I, 145.

4) Himalayan Journals I, p. 125.

5) Waddell, in Risley, Gazetteer of Sikkim, p. 340.

6) Journ. As. Soc. Beng. IV, 16.

7) In Phoenix I, 145.

8) Journ. As. Soc. Beng. IV, 14. „Pestilence of Nepal."

9) Mission scientifique dans la haute Asie. 1890—1895, II, p. 344. Paris 1898.

10) Waddell l. c., p. 342.

11) Journ. As. Soc. Beng. IV, 14.

Saunders sagt, die Fieber entständen in Tibet nur aus vorübergehenden Ursachen und liessen sich leicht vertreiben.[1]) In Kumaon sind Fieber von quotidianem, tertianem und quartanem Typus eine ganz allgemeine Erkrankung[2]), ebenso haben die Lepcha viel unter heftigen intermittierenden und remittierenden Fiebern zu leiden.[3]) In Ost-Tibet bringen der Juli und August zahlreiche Fieber mit.[4]) In dem Fieberzauber der Bewohner von Sikkim werden die Zauberzeichen mit kaltem Kampher und Moschuswasser geschrieben.[5])

Csoma erwähnt in seiner Analyse noch 3 Kapitel, die von den epidemischen Krankheiten, von infektiösen Darmerkrankungen und Ansteckungskrankheiten, *rims nad*, handeln; weiter erfahren wir nichts darüber. Es wird ferner einer Krankheit gedacht, die er Indian heat übersetzt: dieselbe besteht in starker Temperatursteigerung und häufigen Stuhlentleerungen und soll die Tibeter befallen, wenn sie nach Indien kommen.[6]) Es ist wohl nicht zu zweifeln, dass es sich um eine Infektionskrankheit handelt, um welche aber, das lassen die ungenauen Angaben nicht entscheiden.

Von den chronischen Infektionskrankheiten scheint die Lepra im ganzen selten zu sein. Nach Csomas Analyse ist sie im *r Gyud bzhi* nicht namentlich erwähnt. Die tibetische Bezeichnung für Aussatz ist *mdze nad*. Den Ladâkhi ist diese Krankheit fast gänzlich unbekannt, während das Nachbarland Baltistân schwer heimgesucht ist.[7]) In dem Bergland Kumaon erscheint die Lepra auch nicht so häufig als in der Ebene der englischen Besitzungen[8]), und die Lepcha kennen auch kaum den Aussatz.[9]) Ein Zauber aus Indien, wo Lepra häufig ist, ist im Lande Sikkim unter den Lamaisten auch bei Aussatz in Aufnahme gekommen.[10]) Die Anhänger der alten Bon-Religion haben die Anschauung, die Lepra sei eine Strafe für Verunreinigung des Herdes durch überfliessende Milch oder ähnliches; die *Sa bdag*, Erdherrscher, und *Nâga*, Schlangendämone, senden diese Strafe. Nur der Bon-Priester oder die Bon-Priesterin vermag durch grosse Ceremonien die Strafe aufzuheben, die Lepra zu heilen, was jedoch nicht immer gelingt.[11])

---

1) In Turner, Account of an embassy etc., p. 412.
2) Traill, in Asiat. Researches XVI, 214. Calc. 1828.
3) Hooker, Himalayan Journals, I, p. 126.
4) Campbell, in Phoenix I, 145.
5) Waddel, in Risley, Gazetteer etc., p. 340.
6) Journ. As. Soc. Beng. IV, 16.
7) Ramsay, Western Tibet, p. 88; Bishop, Among the Tibetans, p. 103. London 1894.
8) Traill, in As. Res. 1828, p. 215.
9) Hooker, Himalayan Journals, I, p. 125.
10) Waddell, in Risley, Gazetteer etc., p. 340.
11) Sarat Chandra Dás, in Journ. As. Soc. Beng. L, 196, 197, Note. Calc. 1881

Elefantiasis wird als selten bei den Lepcha vorkommend von Hooker[1]) erwähnt. In Csomas Analyse ist diese Krankheit nicht namentlich aufgeführt.

Den Geschlechtskrankheiten widmet das *r Gyud bzhi* 2 Kapitel: man nennt sie die Klasse der geheimen Krankheiten, *gsan nad.* Der männlichen Geschlechtskrankheiten giebt es 9 Arten, der weiblichen 5.[2]) Saunders berichtet von einer weiten Verbreitung der Syphilis. Er meint, die Krankheit mache in Tibet schnellere Fortschritte und greife heftiger um sich wegen der groben Nahrung und der Unreinlichkeit der Bewohner. Das Heilmittel der Tibeter ist das Quecksilber, das sie gut zu präparieren verstehen. Man nimmt es in Form von Pillen, 2—3 zweimal des Tages; am 4. oder 5. Tag entsteht der Speichelfluss, den man durch einen weiteren Gebrauch der Pillen für etwa 10—12 Tage unterhält. Während dieser Zeit trägt der Patient einen hölzernen Knebel im Munde, um den Abfluss des Speichels zu befördern und das Ausfallen der Zähne zu verhindern.' Der Kranke nimmt nur flüssige Nahrung zu sich. Mit Wasser angerührt wird Quecksilberpulver zum Waschen von syphilitischen Geschwüren und Bubonen verwendet; Bubonen sucht man auch durch Umschläge von Rübensprossen und etwas Zinnober, bisweilen auch Moschus, zu zerteilen. Auch bei dem geringsten Merkurgebrauch wird vor allem Warmhalten empfohlen. Salpeter wird zum Kühlen der Bubonen verordnet. Eiternde Drüsen werden mit der Lanzette incidiert; man lässt die Wunde offen, bis jede Schwellung verschwunden ist.[3]) An Syphilis soll 1839 der Gegen Chutuktu von Urga, nach dem Dalai Lama und dem Pan chen rin po che der einflussreichste Priester der lamaischen Kirche in der Mongolei, gestorben sein: seine Verehrer sagen, er sei dem kaiserlichen Gift erlegen.[4])

Die Hautkrankheiten und die Geschwüre nehmen je 1 Kapitel des *r Gyud bzhi* ein.[5]) Welche Arten von Hautaffektionen den Tibetern bekannt sind, erfahren wir nicht, auch nicht aus den Reiseberichten. Ganz allgemein werden die Erkrankungen der Haut dem Mangel an jeder persönlichen Reinlichkeit zugeschrieben.[6]) Die Bewohner von

1) Hooker l. c. I, 125.

2) Journ. As. Soc. Beng. IV, 15.

3) Saunders, in Turner, Account of an embassy etc., p. 409—411.

4) Köppen, Die lamaische Hierarchie. S. 379 und Note 2 beruft sich dabei auf Huc und Wassiljev; die Bezeichnung „kaiserliches Gift" erinnert an den früher in Spanien für Syphilis gebrauchten Namen, Curiale d. h. Hofkrankheit.

5) Journ. As. Soc. Beng. IV, 16.

6) Über die Unreinlichkeit der Tibeter vgl. Macnamara, Climate and medical topography in their relations to the disease distribution of the Himalayan and Sub-Himalayan districts of Brit. India, p. 222. London 1880. Dutreuil de Rhins, Mission scientifique II, p. 343. Das Klima wird wohl die Reinlichkeit wenig begünstigen, was auch Rhins zugiebt.

Kumaon schieben hingegen die Ursache dieser stark verbreiteten Affektionen dem Gebrauch von Quellwasser zu.[1]) Huc will gleichfalls zahlreiche Hautkranke gesehen haben; und auch Dutreuil de Rhins spricht den Hauterkrankungen ausserordentliche Verbreitung zu.[2]) Campbell giebt hingegen für Ost-Tibet an, dass trotz der grossen Unreinlichkeit Hautkrankheiten unter der Bevölkerung keineswegs allgemein seien.[3]) Die Therapie der Hautausschläge besteht in Bhutân und g Tsang (Mittel-Tibet) in warmen Bädern.[4])

Was die Erkrankungen der Hals- und Brustorgane betrifft, so ist „entzündliche Schwellung in der Kehle" ein Kapitel des dritten der Vier Tantra; diese Krankheit hat 4 Unterabteilungen. Das Kapitel 35 gilt den Lungenkrankheiten, deren es 8 Arten giebt; die Phthise hat ihren besonderen Abschnitt, ebenso die Dyspnoe, bei der 5 Arten unterschieden werden. Von den Katarrhen überhaupt handelt dann das 27. Kapitel.[5]) Nach Saunders sind Husten, Schnupfen, Brustkrankheiten in Bhutân und Mittel-Tibet häufiger als in Bengalen. Man giebt dort bei diesen Krankheiten Carminativa, Aromatica und Amara wie Koriander, Kümmel, Zimt und Centaurium. Gegen Brustschmerzen lässt man aus der Vena mediana zur Ader.[6]) Die Ost-Tibeter sind nicht so sehr von Husten und Brustkrankheiten geplagt[7]), während Kumaon wieder zahlreiche Lungenaffektionen aufweisen soll.[8])

Die wichtigste Affektion des Halses ist der Kropf. Er hat seinen besonderen Abschnitt im *r Gyud bzhi*: man unterscheidet darnach 8 Arten, die eine verschiedene Aetiololgie haben, es giebt vom Wind, von der Galle etc. verursachte.[9]) Das Himalayagebirge und überhaupt Centralasien gelten schon seit langer Zeit als ein grosser Kropfherd. Aber über das Vorkommen der Struma in den einzelnen Gegenden gehen die Ansichten noch auseinander. Besonders ist man sich über das eigentliche Tibet nicht einig. Saunders sah in der Provinz g Tsang keinen Kropf, er fügt hinzu: „in Tibet findet man diese Krankheit nicht."[10]) Auch Macnamara bestreitet das Vorkommen der Struma in Tibet.[11]) Hingegen finden wir bei Schlagintweit, dass

1) Traill, in Asiat. Res. XVI, 214.
2) Dutreuil de Rhins l. c. p. 344.
3) Campbell, in Phoenix I, 145.
4) Saunders, in Turner, Account of an embassy, p. 415.
5) Journ. As. Soc. Beng. IV, 14, 15, 13, 15, 14.
6) Saunders l. c. p. 412, 413, 414.
7) Campbell l. c. p. 145.
8) Traill, in Asiat. Res. XVI, 215.
9) Journ. As. Soc. Beng. IV, 15.
10) Saunders, in Turner, Account of an embassy, p. 407.
11) Climate and medical topography of the Himaldistricts etc., p. 260. M. stützt sich auf eine Angabe Bramleys, auf das Fehlen des Kropfes in der Krankheitsliste Ost-Tibets von Campbell und auf Cayleys Angabe, dass der Kropf in Ladâkh nicht vorkomme.

sich Kropf und Kretinismus überall in Tibet finden, sogar an den höchsten von Menschen bewohnten Plätzen.[1]) Nach Cooper ist der Kropf in Tibet ganz allgemein und verschont keine Altersklasse; besonders häufig entwickelt er sich in Goneah.[2]) In Ost-Tibet beobachtete Rockhill die Struma sehr häufig bei Frauen, seltener bei Männern; er sah jedoch nur kleine Kröpfe.[3]) Letzteres mag vielleicht auch die Ursache sein, dass Campbell in seiner Aufzählung der Krankheiten Ost-Tibets den Kropf nicht erwähnt. Sicher erwiesen ist das Grassieren der Schilddrüsenschwellung in Bhutân, hier manchmal verbunden mit Kretinismus. Es soll hier jeder sechste Mensch eine vergrösserte Schilddrüse haben. Manchmal ist die Geschwulst von so beträchtlicher Grösse, dass sie von einem Ohr zum anderen geht oder bis auf die Brust herabhängt. Gewöhnlich handelt es sich um eine Affektion der ärmeren Bevölkerung; und hier sind wieder die Meistarbeitenden, die Frauen, bevorzugt. Die Schwellung beginnt gemeinhin im 13. oder 14. Lebensjahre, also zur Zeit der Pubertät.[4]) Die Bewohner von Sikkim leiden ebenfalls an Schilddrüsenschwellung.[5]) Unter den Lepcha herrscht der Kropf nicht so ausgesprochen vor, wie Hooker sagt, als unter den Bewohnern Tibets und Bhutâns.[6]) In Kumaon fand Traill die Struma sehr verbreitet. Erscheinungen von körperlicher oder geistiger Schwäche fehlten hier beim Kropf stets. Weder die Höhe des Ortes, noch der Schneefall, noch Vorkommen oder Abwesenheit von Mineralien, noch das Trinkwasser (Fluss oder Quelle), noch die socialen Lebensverhältnisse bedingen hier eine Bevorzugung.

Traill meint, ein Teil der Kröpfe würde durch die Einwirkung der Bergluft auf den Hals hervorgerufen. Die Eingeborenen legen sich nämlich, sobald sie die Schwellung gewahren, ein Otterfell oder ein ähnliches, wärmehaltendes Material um den Hals und tragen es so lange, bis die Schwellung zurückgegangen ist. Das Mittel soll wirken, sowohl prophylaktisch als heilend.[7]) In Spiti, nördlich von Kumaon, ist der Kropf kaum bekannt.[8]) Unter den Ladâkhi ist die Struma sehr selten, aber die Nachbarländer Baltistân und Yarkand sind schwer davon betroffen.[9]) Ausser der in Kumaon zur Zeit

1) Schlagintweit, Reisen in Hoch-Asien, III, S. 289.

2) Cooper, Travels etc., p. 304. London 1871.

3) Rockhill, The land of the Lamas, p. 265. London 1891. Derselbe, Diary of a journey through Mongolia and Tibet, p. 315 und 326. Washington 1894.

4) Turner, Account of an embassy, p. 86 und p. 407—409.

5) Hooker, Himalayan Journals, II, p. 93.

6) Ibid. I, p. 125.

7) Traill, in Asiat. Res. XVI, 215, 216.

8) Hay, Report on the valley of Spiti. Journ. As. Soc. Beng. XIX, 442.

9) Ramsay, Western Tibet, p. 53. Über Yarkand s. Sven Hedin, Durch Asiens Wüsten. Lpz. 1899. II. Bd., S. 5 u. 6. Shaw, Reise nach der Hohen Tatarei. Jena 1872. S. 179 und Littledale, in The Geogr. Journ. VII, Nr. 5, p. 456.

Traills (1828) üblichen Therapie gegen den Kropf haben wir in den Berichten keine andere vorgefunden. Saunders sagt, dass man sich in Bhutân garnicht um die Geschwulst kümmere, da sie nicht störend sei.

Mit den Herzkrankheiten empfiehlt es sich, gleichzeitig von den Erkrankungen der Leber und der Nieren zu sprechen, weil man in Tibet die verschiedenen Arten der Wassersucht für Krankheiten sui generis hält. Unter den Herzkrankheiten unterscheidet das 34. Kapitel des dritten der Vier Tantra 7 Arten: unter anderen wird die Herzpalpitation namentlich erwähnt. Der Leber werden 18 und den Nieren 7 Arten von Affektionen zugewiesen. Der Wassersucht sind 3 Kapitel gewidmet; es werden genannt: die weisse Schwellung (Phlegmasia alba?) und eine Art als *₀or* (Jäschke: species anasarca) bezeichnet.[1]) Ob die Serumerkrankungen (*chu ser*) des *r Gyud bzhi* hierher gehören, ist fraglich; sie sind wenigstens an einer anderen Stelle als die übrigen Wassersuchtsarten erwähnt.[2]) Als besondere Bezeichnungen für verschiedene Arten von Hydrops findet man bei Jäschke *sñin chu*, Hydropericard[3]) und *pags chu*, Hydrops anasarca.[4]) Welcher Ursache die Wassersuchtsarten in Tibet ihre Entstehung verdanken, ob etwa auch tuberkulöse Einflüsse von Bedeutung sind, wissen wir nicht. Für Bhutân und Mittel-Tibet glaubt sie der Arzt Saunders mit Lebererkrankungen in Beziehung setzen zu dürfen, die im allgemeinen aber nicht sehr häufig sein sollen. Aber, berichtet unser Gewährsmann weiter, die Eingeborenen wissen sich bei den Krankheiten der Leber nicht zu raten; daher entspringt dann die hartnäckigste und gefährlichste Krankheit des Landes, die Wassersucht. Um dieselbe zu heilen, appliziert man äussere Mittel und giebt zugleich innerlich eine Arznei, die mehr als 30 Ingredienzen enthält. Saunders zeigte den Ärzten des s De pa Râja von Bhutân die Behandlung der Leberkrankheiten mit Quecksilberpräparaten.[5]) In Ost-Tibet ist die Campbell allgemein verbreitet und ist hier gerade in der kalten Jahreszeit tödlich.[6]) Den Lepcha sollen Leberaffektionen, wie sie in Europa vorkommen, unbekannt sein.[7])

Was Nierenkrankheiten anbetrifft, so finde ich deren Erwähnung nur in einem Falle, wo es sich um ein Dekokt gegen dieselben handelt, von dem im pharmakologischen Teile die Rede sein wird.

1) Journ. As. Soc. Beng. IV, 15, 13.

2) Journ. As. Soc. Beng. IV, 16. Nach Jäschke, Dict. of the Tib. language, p. 158 bedeutet *chu ser:* 1. Serum, 2. Eiter (wörtlich: „Gelbes Wasser“).

3) Jäschke, Dict. p. 157.

4) Ibid. p. 157.

5) Saunders, in Turner, Account of an embassy etc., p. 412 u. 415.

6) Campbell, in Phoenix I, 145.

7) Hooker, Himalayan Journals I, p. 126.

Bei der Milz unterscheiden die Vier Tantra 5 Arten von Krankheiten.[1]) Nur für Kumaon sind Milzaffektionen als häufig angegeben.[2])

Von den Harn- und Geschlechtsorganen handeln 3 Kapitel des *r Gyud bzhi*, eines von Dysurie, ein anderes von häufigen Urinentleerungen, ein drittes von Hodenschwellung.[3]) Stein und Gries in der Blase sind nach Saunders in Bhután und Mittel-Tibet unbekannt. Aber in Kumaon soll die Lithiasis häufig sein; und dort wurde die Lithotomie zu Traills Zeiten häufig ausgeführt, und offenbar mit ganz allgemeinem Erfolg, fügt Traill hinzu. Die Operateure sind Leute niederen Standes; die Instrumente sind ein Rasiermesser und einige Zangen.[4]) Spermatorrhoe wird im Lande Sikkim mit einem Zauber behandelt.[5])

Die Erkrankungen der Verdauungsorgane nehmen eine Reihe von Kapiteln in den Vier Tantra ein. Unter den Mundkrankheiten treten 6 Erkrankungen der Zähne, 5 der Zunge, 6 des Gaumens, 7 des Rachens auf.[6]) In den Bergen Mittel-Tibets schrieben die Eingeborenen zu Saunders Zeiten den Verlust ihrer Vorderzähne der Wirkung des kalten, schneidenden Südostwindes zu, der dort wohl bedeutende Einflüsse auf den Menschen ausübt; Saunders sagt nämlich: wir kamen mit dem Verlust der Haut davon, die sich beinahe vom ganzen Gesicht abschälte.[7]) Fast Unglaubliches erzählt Landor von den Zähnen der Tibeter: die guten Gebisse, die in Tibet vorkommen, glaubt er an den Fingern herzählen zu können; als Schutz für abgebrochene Zähne hat er angeblich silberne Hülsen gesehen.[8])

Je ein Abschnitt des *r Gyud bzhi* gilt dann dem Magen, den Eingeweiden, dem Darm, der Appetitlosigkeit, dem Schlucken, dem Erbrechen mit 4 Unterabteilungen, der Diarrhoe mit 4, der Obstipation mit 5 Arten, Hämorrhoiden und schliesslich der Kolik, die 3 Haupt- und 11 Unterabteilungen nach Hitze, Kälte, Schleim, Würmern u. s. w. aufweisen.[9]) Unterleibserkrankungen scheinen nach Saunders und Traill nicht selten zu sein.[10]) Gegen dieselben wenden die Bewohner Mittel-Tibets warme Bäder an.[11]) Magenleiden werden

1) Journ. As. Soc. Beng. IV, 15.
2) Traill, in Asiat. Res. XVI, 215.
3) Journ. As. Soc. Beng. IV, 16, 17.
4) Traill l. c. p. 215.
5) Waddell, in Risley, Gazetteer etc. p. 340.
6) Journ. As. Soc. Beng. IV, 14.
7) Saunders, bei Turner, Account of an embassy etc. p. 403.
8) Landor, Auf verbotenen Wegen. S. 277, 278.
9) Journ. As. Soc. Beng. IV, 15, 16.
10) Saunders l. c. p. 412; Traill, in Asiat. Res. XVI, 215.
11) Saunders l. c. p. 415.

nirgends besonders hervorgehoben, ausser bei Landor, der konstatiert haben will, dass die Magen der Tibeter selten gut funktionieren und dies den vielen „Kannen schmutzigen Thees“ zuschreibt, die man dort täglich trinkt.[1])

An die Kolik schliesst das *r Gyud bzhi* die Parasiten an, sowohl die Entozoën wie Epizoën. Ascaris lumbricoides ist in Bhutân, Sikkim und Nepal häufig und ruft hier choleraartige Erscheinungen hervor. Auch der Bandwurm ist in diesen Gegenden nicht selten.[2]) Von Ektoparasiten sind in der Analyse Csomas die Läuse genannt. Um dieselben zu vertreiben, reibt man sich die Haare mit Butter ein.[3])

Von den Affektionen der Bewegungsorgane finden wir in den Vier Tantra erwähnt: Schwellung der Füsse, Gicht und *r kang ₒbam,* eine schmerzvolle, unter Eiterung der Knochen, Entzündung und Blaufärbung der Haut auftretende Schwellung der Füsse und Beine (Osteomyelitis, Madurafuss?[4]) Nicht besonders erwähnt finde ich den Rheumatismus, der nach den Reiseberichten in Tibet nicht selten ist. Turner schreibt die Schuld an Rheumatismen und Krämpfen (?) in Tibet den aus Holzmangel mit Steinplatten gedeckten Fussböden zu.[5]) Nach Campbell nimmt Rheumatismus im eigentlichen Tibet keine bedeutende Ausdehnung an.[6]) Hingegen ist er in West-Tibet, Ladâkh, eine der häufigsten Erkrankungen[7]), sowie in Kamaon[8]), Sikkim und in den Gebieten der Lepcha.[9]) Die Burjaten kennen den Rauch verbrannten Tiermistes als Prophylacticum gegen die Windkrankheiten, *kei ebetschin,* zu denen der Rheumatismus gehört: deshalb benutzen sie, trotz des Reichtums an Holz, die Tierlosung zur Feuerung[10]), wie es auch in Tibet geschieht.[11])

Über Kinderkrankheiten enthält das *r Gyud bzhi* 3 Kapitel, desgleichen 3 über Frauenkrankheiten, eines über Altersschwäche. Bei den Ohrenkrankheiten unterscheidet das Buch Krankheiten und Taubheit, der Nase gehören 5 Erkrankungen an, in der Ophtalmologie giebt es 33 unterschiedene Affektionen. In der That sind Erkrankungen der Augen bei den Himalayavölkern sehr zahlreich. Bei Saunders lesen wir: die Einwohner von Tibet haben häufiger kranke

---

1) Landor l. c. S. 277.
2) Macnamara, Climate and Medical Topogr. etc. p. 227—229.
3) Dutreuil de Rhins, Mission scientifique. II. p. 343.
4) Journ. As. Soc. Beng IV, 16, 17.
5) Turner, Account of an embassy etc. p. 99, 412.
6) In Phoenix I, 145.
7) Bishop, Amongthe Tibetans, p. 103.
8) Traill, in Asiat. Res. XVI, 214.
9) Hooker, Himalayan Journals II p. 93; I p. 125.
10) Gombojev, Randbemerkungen zu Plano Carpini, in Mélanges Asiatiques II, 651. Petersburg 1856.
11) Saunders, bei Turner, Account of an embassy etc. p. 405.

Augen und werden öfter blind als die von Bhutân. Er weist die Ursache auf die Stürme, den Sand und den Licht-reflektierenden Schnee zurück.[1]) In Sikkim fand Hooker Augenentzündungen wiederholt, unter den Lepcha sehr selten.[2]) In Ost-Tibet begegnen uns Krankheiten der Augen vielfach und dieselben treten hier sehr schwer auf. Die dort herumreisenden Augenärzte, die mit Salben und Augenbädern behandeln, stehen in gutem Ruf. Auch für diese Gegend sucht Campbell das aetiologische Moment in der Einwirkung des Schnees.[3]) Von den Schneebergen Ost-Tibets sagt eine chinesische Quelle, die Kälte sei dort so heftig, dass sie die Augen durchbohre und das Sehen verhindere.[4]) Im Osten Tibets trägt man in Fällen von Augenentzündungen entweder chinesische Rauchgläser oder Augenschirme, *migra*, die aus Rosshaaren in Form eines Bandes gewebt werden. Wenn man sie nicht braucht, trägt man sie in einem baumwollenen Futteral am Gürtel.[5]) Auch Dutreuil de Rhins bestätigt das überaus häufige Vorkommen von Augenkrankheiten; er führt sie auf die Unreinlichkeit der Leute, auf den Rauch und den Glanz des Schnees zurück.[6]) Die Bewohner von West-Tibet sind gleichfalls von Augenentzündungen geplagt, besonders aber vom Star.[7]) In Spiti ist Schwäche der Augen gewöhnlich.[8])

Besondere Kapitel sind im *r Gyud bzhi* gewidmet den Geschwülsten, den krebsartigen Geschwüren, den durch böse Geister hervorgerufenen Krebsgeschwüren.[9]) Zu der Gruppe der von den Dämonen gesandten Erkrankungen gehören Irrsinn, eine als „Vergessen" bezeichnete Geisteskrankheit und Apoplexie. Über das Vorkommen von Nerven- und Geisteskrankheiten im eigentlichen Tibet finde ich nur eine Notiz bei Landor, der Apoplexie, Epilepsie und Geisteskrankheiten beobachtet haben will. Die Burjaten heilen Geisteskrankheiten durch erschütternde Einwirkungen auf das Nervensystem, indem sie plötzlich

---

1) Saunders l. c. p. 416.

2) Himalayan Journals I p. 125; II p. 93.

3) In Phoenix I, 145.

4) Rockhill, Tibet, a geogr., ethnogr. and hist. sketch derived from Chinese sources. Journ. R. As. Soc. 1891. II, 51.

5) Rockhill, Notes on the ethnol. of Tibet. From the report of the U. S. National Museum for 1893. Washington 1895, p. 722. Dort ist Taf. 80, Fig. 1, ein solcher Augenschirm mitsamt dem Futteral abgebildet; zum Vergleich bringt Fig. 2 einen chinesischen. Nach Hooker, Him. Journ. I, 203 sind Yakhaare das Material für die Augenschützer.

6) Dutreuil de Rhins, Mission scientifique. II. p. 345.

7) Dalman, Gedenkbuch der Familie Julius Marx. Leipzig 1897, S. 92 (als Manuskript gedr.) enthält Briefe u. Berichte des Arztes der Herrenhuter Mission in Le, Karl Marx. Bishop, Among the Tibetans. p. 103.

8) Hay, Report on the valley of Spiti. Journ. As. Soc. Beng. XIX, 1851, 442.

9) Krebsgeschwülste, lhog pa, erwähnt auch D. de Rhins, Mission scient. II. p. 344.

einen Flintenschuss abgeben oder den Patienten unversehens ins Wasser stossen. Epilepsie wird mit der Abkochung eines Krautes behandelt und sogar geheilt (!). Ein burjatischer Lama heilte einen Alkoholiker vermittelst Pillen: der Geheilte konnte den Alkoholgeruch nicht mehr ertragen.[1] Vielleicht gehört die sich in Ost-Tibet zeigende sog. Lachkrankheit, deren Campbell gedenkt, in dieses Kapitel.[2] Dieselbe verläuft fieberlos, unter heftigen Lachanfällen, verbunden mit quälenden Schmerzen im Rachen und im Halse; tödlicher Ausgang nach wenigen Tagen ist häufig. Männer und Frauen werden ohne Unterschied befallen.

Von Vergiftungen handeln drei weitere Kapitel der Vier Tantra[3]; man unterscheidet zwischen präparierten, einfachen und Fleischgiften und natürlichen Giften. Intoxikationen mögen in Tibet ebenso wie anderswo nicht selten sein. Ein häufiges Vorkommnis ist die Vergiftung mit Pilzen und anderen Giftpflanzen.[4] In Sikkim braucht man das mehrfach erwähnte Zauberamulet, das gegen Vergiftung in besonderer Weise angewandt wird.[5] Die beiden letzten Kapitel des 3. Teiles behandeln die Förderung der Manneskraft.[6]

1) Med. Zeitg. Russlands, 6. Jahrg., 291.
2) In Phoenix I, 145.
3) Journ. As. Soc. Beng. IV, 18.
4) Hooker, Him. Journ. II, pag. 93.
5) Waddell, im Journ. Anthr. Inst. Gr. Brit. XXIIII, 42.
6) Journ. As. Soc. Beng. IV, 18.

Vita.

Geboren am 2. Februar 1877 zu Köln a. Rh. als Sohn des Kaufmanns Max Laufer, erlangte ich nach neunjährigem Besuch des Kgl. Friedrich-Wilhelms-Gymnasiums zu Köln im Jahre 1895 das Zeugnis der Reife. Das Studium der Medicin führte mich der Reihe nach auf folgende Universitäten: Berlin, Leipzig, Berlin, München, Bonn, Berlin. 1897 bestand ich das Physikum, im Anfang des Jahres 1900 beendete ich die medicinische Approbationsprüfung zu Berlin, an die sich am 26. Juni 1900 das Examen rigorosum anschloss.

Meine Lehrer waren die Herren:

B. Baginsky, Bauer, v. Bergmann, du Bois-Reymond(†), Bollinger, Engler, Fick, Fischer, von Frey, Fritsch, Hering, Hertwig, His, Hofer, Jolly, Klaussner, Koester, Leo, Leuckart(†), Liebreich, Lucae, Moritz, Neumayer, Olshausen, Pagel, R. Pfeiffer, Rubner, Schede, Schmidt, Schweigger, Senator, Siegfried, Simmel, Stumpf, Tappeiner, R. Virchow, H. Virchow, Waldeyer, Warburg, v. Ziemssen.

Allen diesen meinen Lehrern sage ich an dieser Stelle meinen herzlichsten Dank.

Beim Studium der Anthropologie, das mich mehrere Semester lang beschäftigte, unterrichteten mich die Herren: Bastian, W. Krause, v. Luschan, E. Schmidt. Allen diesen Herren herzlichst dankend, muss ich ganz besonders Herrn Prof. von Luschan für seine wohlwollende Teilnahme an meinen Studien und seine stetigen Anregungen hiermit öffentlich meinen ehrerbietigsten Dank aussprechen.

Heinrich Laufer.

Thesen.

I. Die Verwendung künstlicher Nährpräparate ist bei der Krankenbehandlung sehr einzuschränken.

II. Der Aderlass ist mit Recht als ein in vielen Fällen günstig wirkendes Mittel zu empfehlen.

III. Auf die Geschichte der Heilkunde ist während des Studiums der Medicin mehr als bisher Gewicht zu legen.

... Tibetischen ...

II. Teil.

Von

Heinrich Laufer
Dr. med.

LEIPZIG
... ion bei Otto Harrassowitz.
1900.

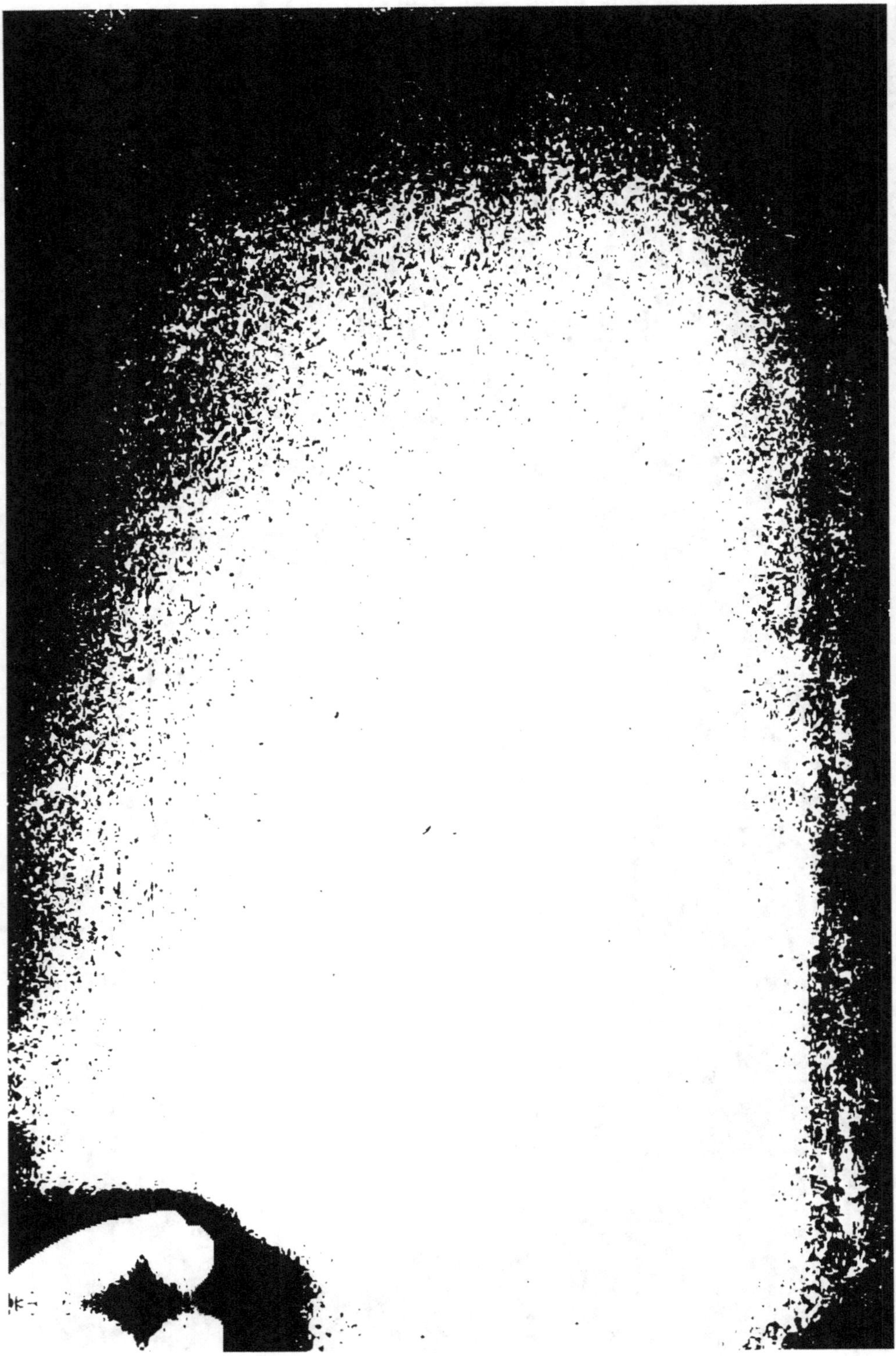

Beiträge

zur

Kenntnis der Tibetischen Medicin.

II. Teil.

Von

Heinrich Laufer

Dr. med.

LEIPZIG

In Commission bei O. Harrassowitz.

1900.

Diagnostik.

Das vierte Kapitel des ersten der Vier Tantra führt uns in die Lehre von der lamaischen Diagnostik ein.[1]) Die Anamnese verlangt 29 Fragen an den Patienten, von denen aufgezählt werden: Frage nach dem Beginn der Krankheit, nach ihrem Verlauf, nach den etwaigen Schmerzen, nach der Thätigkeit des Kranken, nach den Speisen, die etwa nützlich oder schädlich gewirkt haben. Auf das Fragen folgt das Sehen (Inspektion): man betrachtet die Zunge und den Urin. Eine rote, trockene und rauhe Zunge deutet auf eine Windkrankheit; ein gelbweisser, dicker Belag auf der Zunge lässt den Typus der Galle erkennen; eine mit dünner, trübweisser Substanz bedeckte Zunge zeigt den Schleim als Erreger der Krankheit an. Findet man den Urin bläulich gefärbt, klar wie Quellwasser, mit vielem Schaum, so hat man darin ein Symptom des Windes zu sehen. Gelbroter, concentrierter, stark verdampfender und stark riechender Urin ist ein Symptom der Galle. An weissem (farblosem?), wenig verdunstendem und wenig riechendem Harn erkennt man die Schleimkrankheit. Es folgt das Fühlen: hier kommt nur der Puls in Betracht.[2]) Stark schlagender, plötzlich stillstehender Puls (wohl unser schnellender Puls) charakterisiert die Windkrankheiten; schnell und voll ist der Puls der Gallenkranken, langsam und niedrig ist er in Schleimkrankheiten.

Die Diagnostik der modernen Lama scheint wesentlich dieselbe geblieben zu sein, wie wir aus den Reiseberichten des 18. und 19. Jahrhunderts entnehmen können. In Bhutân und gTsang fragt man allerdings wenig oder fast nichts am Krankenbett; den Hauptwert legt man auf die Pulsuntersuchung. Der Lama fühlt den Puls über dem Handgelenk mit den drei mittleren Fingern, erst an der rechten, dann an der linken Hand; gelegentlich hebt er einen oder

1) Journal of the Asiatic Society of Bengal, IV, 4.

2) Die tibetische Bezeichnung des Pulsfühlens ist *rtsa lta ba* oder *rtsa rtog pa*: Rockhill, The Land of the Lamas, London 1891, p. 132. Jäschke, A Tibetan-English Dictionary, London 1881, p. 436.

zwei Finger ab und bestimmt mehr aus den Schwingungen als aus der Schnelligkeit des Pulses Namen und Sitz der Krankheit.[1] Huc beobachtete auch das Aufheben der Finger beim Pulsfühlen und vergleicht dasselbe einer Art Saitenspiel. Von der Urinuntersuchung berichtet er, dass man neben der Beachtung der Farbe den Urin von Zeit zu Zeit mit einem Holzstäbchen schlage und dann an das Ohr halte, um aus dem entstehenden Geräusch Schlüsse zu ziehen. Man benutzt zur Untersuchung Urinproben von verschiedenen Tages- und Nachtzeiten.[2] Nach einer anderen Nachricht, die sich vermutlich auf Osttibet bezieht, wird der Puls der rechten und linken Hand zu gleicher Zeit gefühlt, wie es auch in China üblich ist, und nach dem Puls wird die Schwere des Falles beurteilt.[3]

Bei den Lama der Mongolen hat der Puls gleichfalls die grösste diagnostische Bedeutung. Sie fühlen den Puls, gleichzeitig zwei andere Arterien, die Schläfen- oder Halsschlagadern drückend. Zuweilen gehen sie nach der Untersuchung des einen Handpulses dazu über, beide Handpulse gleichzeitig zu fühlen behufs wechselseitiger Vergleichung und Berichtigung.[4] Als massgebende Gesichtspunkte bei der Untersuchung sind folgende zu nennen. Ist der Puls leer, so ist der Wind die Krankheitsursache, bei vollem Puls muss man die Ursache in der Galle suchen, langsamer und niedriger Puls gehört dem Schleim an.[5] Bei inneren Krankheiten achtet man auch auf die Atemzüge und betrachtet den Urin.[6] Die Zungenuntersuchung gibt Kirilov ebenso an wie das *rGyud bzhi*. Er weiss ausserdem von folgenden diagnostischen Hilfsmitteln zu berichten. Aus betrübter, weinerlicher Stimmung, Schwatzhaftigkeit und Frösteln der Patienten zieht der mongolische Lama den Schluss auf eine Vermehrung des Windes. Seufzen, Gähnen, lautes Schlucken, Schweigsamkeit und geringe Beweglichkeit fordern die Diagnose einer Verminderung des Windes. Fühlt der Patient Hitze und Schwere der Glieder, schwitzt er stark, hat er erhitzende Nahrung zu sich genommen oder Wein getrunken, so hat sich die Galle in ihm vermehrt. Hat jemand an einem feuchten Ort gelebt, sich von Gemüsen

1) Saunders, bei Turner, Account of an embassy to the Court of the Teshoo Lama in Tibet, London 1800, p. 423.

2) Citiert nach Wise, Review of the history of medicine, II, 444. Jaquot, in Gaz. méd. de Paris, 1854, 671, 673.

3) Rockhill, Tibet. Journal of the Royal Asiatic Society of Great Britain and Ireland 1891, 235. Vergl. über die complicierte Pulslehre der Chinesen Wise, Review, II, p. 559—563. Pfizmaier, Die Pulslehre Tschung ki's. Sitzungsberichte der Wiener Akad., 1865—1867.

4) Pozdnejev, Skizzen aus dem Leben der buddhistischen Klöster, p. 164, Note (russ.). Rockhill, The Land of the Lamas, p. 132.

5) Kirilov, in Bote für Socialhygiene, 1892, 99 (russ.).

6) Pozdnejev, l. c. 165 Note.

und unreifen Früchten genährt, viel geschlafen, so ist in diesem Falle eine Störung im Schleime zu constatieren.[1])

Die überwiegende Bedeutung des Pulses bei der lamaischen Diagnose mag sich auch wohl darin ausdrücken, dass man den Arzt gerade in dem wichtigen Augenblick des Pulsfühlens abbildet.[2])

Eine besondere Übung verlangt die Prognosis quoad vitam, dass der Arzt wisse, ob der Kranke heilbar ist oder nicht, und dass er die Behandlung darnach richte. Es gibt besondere Anzeichen dafür, dass der Tod erst spät, nach Jahren, eintreten wird, als auch Symptome des nahenden oder sehr nahen Todes: man hat dabei auf Träume, Alter u. s. w. zu achten.[3]) An anderer Stelle des *rGyud bzhi* heisst es: man soll helfen, wo zu helfen ist; ist der Kranke unheilbar, so soll man ihn sich selbst überlassen.[4])

Allgemeine Therapie.

Die Vier Tantra liefern uns ein ganzes System der allgemeinen Therapie.[5]) Man kennt vier Heilmethoden: 1. durch die Ernährung, 2. durch Regelung der Lebensweise, 3. durch Medikamente, 4. durch äusserliche Applikationen.

1. Über die Ernährung geht unser Auszug schnell hinweg. Wir erfahren aber, dass für den Gesunden Getreide, Fleisch, Butter, Gemüse und zubereitete Lebensmittel wie gekochter Reis, eine gute Nahrung abgeben, dass es Nahrungsmittel gibt, die zusammen genossen schädlich wirken, so Fisch mit Milch gleichzeitig.[6])

1) Kirilov l. c. 98.

2) Risley, Gazetteer of Sikkim, Calcutta 1894, Taf. 7 u. 8; auf dem dort copierten Gemälde aus dem Tempel zu bKra shis lding (Tassiding) sieht man als vierte Darstellung unter den zwölf Nidâna (Ursachen der Wiedergeburt oder Existenz) einen sterbenden Mann, dem ein Arzt den Puls fühlt, und zwar nur an einer Hand.

3) Journ. As. Soc. Beng. IV, 11. Jäschke führt nach dem *Shad rgyud*, dem zweiten Teil des *rGyud bzhi*, als Zeichen des nahenden Todes an: Spaltung der Kopf- und Augenbrauenhaare, Dünnerwerden und Krauswerden derselben und Auftreten kahler Stellen. Dictionary, p. 455 v. *mthsams*.

4) Ibid. 12.

5) Journ. As. Soc. Beng. IV, 4, 5.

6) Etwas über die Diät der lamaischen Medicin erfahren wir von Saunders (bei Turner p. 418): An dem Tage, da der Patient ein Medikament nimmt, darf er nichts essen; er entschädigt sich aber dafür an den folgenden Tagen, an denen er auch zugleich ein stopfendes Medikament einnimmt. — Über eine diätetische Kur berichtet auch Kirilov (Bote für Socialhygiene, 109), leider ohne die Krankheit oder Krankheiten anzugeben, welche diese Kur erfordern. Der Kranke nimmt zuerst

2. Für die Lebensweise im allgemeinen kommen in Betracht Sittlichkeit im Handeln, Reden und Denken, Pflege des Körpers und des Geistes durch Essen, Spazierengehen, Reiten, Schlafen u. s. w., religiöse Beschäftigung und Übung der sittlichen Kraft. Man muss sich ferner in der Lebensweise nach den Jahreszeiten, nach der Arbeit u. a. richten. Man soll Hunger und Durst nicht unterdrücken, man soll nicht verhindern das Gähnen, Niesen, Atmen, Husten, Auswerfen, Schlafen und die natürlichen Entleerungen; die Unterdrückung dieser Funktionen hat Krankheiten im Gefolge.[1]) Bei Windkrankheiten ist Wärme und gute Gesellschaft zu empfehlen. Gallenkrankheiten verlangen vom Patienten einen kühlen und stillen Aufenthaltsort. Bei Schleimkrankheiten soll Wärme und Enthaltung von jeder Thätigkeit die Regel sein.

3. Die Medikamente verteilen sich nach dem Geschmack und nach ihrer Wirksamkeit, insofern sie gerade die Eigenschaften hervorrufen, welche den Wirkungen der drei Essenzen entgegengesetzt sind. Bei den Windkrankheiten verwendet man süsse, sauere und salzige Arzneien, deren Wirksamkeit auf Fettigkeit, Schwere und Sanftheit abzielt. Gegen die Galle seien die Heilmittel süss, bitter, ekelhaft-bitter; ihre Wirkung soll Kühle, Verdünnung und Schwerfälligkeit sein. Gegen den Schleim hat man heisse, sauere, scharfe Medikamente, die Schärfe, Rauhigkeit, Leichtigkeit im Gefolge haben. Die Wirkung der Medikamente im Magen nennt man *nus pa*. Als allgemeine Regel gilt ferner: man beginnt mit flüssigen Medikamenten, und wenn diese keine Hilfe bringen, so versucht man es der Reihe nach mit Pulvern, Pillen und Sirupen, schliesslich mit purgierenden Mitteln, und falls auch diese nicht helfen, so gibt es noch besondere Medikamente, deren Beschreibung in einem anderen Sûtra enthalten ist.[2])

4. Äusserliche Applikationen sind nicht sehr zahlreich. Wind verlangt Bestreichen des Körpers mit Butter u. dergl. und Kauterisation nach der Hor-Methode.[3]) Gegen Galle lässt man zur Ader, wendet kalte Übergiessungen oder Bäder an (Antipyrrhese; Galle repräsentiert das Prinzip der Wärme). Gegen den Schleim (Princip der Kälte) macht man warme Umschläge und kauterisiert.

ein blutreinigendes Dekokt. Dann wird ihm im Verlauf einiger Wochen der Fleischgenuss verboten. Er erhält nur einen medicinischen Fleischbrei, Thee und Bouillon in geringer Quantität; jede andere animalische Kost und Wein sind untersagt. Auch nach der Genesung muss diese strenge Diät beibehalten werden.

1) Journ. As. Soc. Beng. IV, 12.

2) Journ. As. Soc. Beng. IV, 18, 19.

3) Nach Jäschke war Hor ehemals Bezeichnung der Mongolen; gegenwärtig bezeichnet es im Westen die Türken und einen am Tengri-nor in Centraltibet wohnenden Volksstamm.

Pharmakologie und Pharmacie.

Der wichtigste Teil der lamaischen Therapie und Medicin überhaupt ist die Pharmakologie. Dies drückt sich schon allein durch die schrifttibetische Bezeichnung der Pharmakologie, *gso rig*, aus, was wörtlich „Wissen vom Heilen“ bedeutet. Über die Pharmakologie lässt uns das *rGyud bzhi* im Ungewissen; wir erfahren nur im allgemeinen von den Verordnungen der Medikamente als Pillen, Pulver u. s. w. Die pharmakologische Wissenschaft des eigentlichen Tibet soll chinesischen Ursprungs sein.[1]) Die Arzneimittel stammen aus Tibet, aus China und den westlich von Tibet gelegenen Ländern.[2]) Tibet selbst ist nicht arm an Medicinalpflanzen und Mineralien. Die Chinesen beziehen einen grossen Teil ihrer besten Medikamente daher.[3]) Nach Tibet werden keine pharmaceutischen Präparate eingeführt, sondern nur die Rohstoffe, Drogen, aus welchen die Lama dort erst ihre Pillen und Pulver herstellen.[4]) Die Heilmittel sind vorwiegend pflanzlicher Natur, aber nicht ausschliesslich, wie Huc meint; animalische und mineralische Produkte finden nicht selten Verwendung.[5]) In den Klöstern gibt es besondere Räume, Laboratorien, in denen die Arzneimittel hergestellt und verwahrt werden, und die man wohl als Apotheken bezeichnen darf. Man nennt dieselben *sman khang*, i. e. Heilmittelhaus. Man entzieht dort den Pflanzen bei mässiger Hitze alles Wasser, pulverisiert sie und teilt sie in kleine Dosen, die man in Papier einhüllt und mit ihrer Bezeichnung versieht. Man rühmt dem Lama eine besondere Geschicklichkeit in der Herstellung der Arzneimittel nach.[6])

In Bhutân wurden zur Zeit Turners nur die dort gesammelten Pflanzen als Heilmittel gebraucht, die meistenteils eine sehr unschädliche, sanfte Wirkung hatten. Der damalige sDe pa Râja, der Herrscher von Bhutân, kannte alle im Lande üblichen Medikamente und deren Bereitung; dieser gab dem Arzte Saunders eine Erklärung über die Heilmittel und schenkte ihm 70 Proben davon.[7])

Die tibetischen Klöster versehen nicht nur Tibet, sondern fast

---

1) Rockhill, Notes on the Ethnol. of Tibet. Report of National Museum for 1893. Washington 1895, p. 721.

2) Rockhill, Tibet, in Journ. R. As. Soc. 1891, 234.

3) Rockhill, Notes etc., 721.

4) Rockhill, Tibet etc., 234.

5) Auch das *rGyud bzhi* gibt als Materialien für Medikamente an gewöhnliche und Edelsteine, Erden, Hölzer, Pflanzen, tierische Bestandteile.

6) Wise, Rev. of history of med. II, p. 442, 443. Rockhill, Notes etc., 721.

7) Turner, Account of an embassy etc. p. 63 u. 412.

die ganze Mongolei mit Arzneimitteln.[1]) Die ersten Kenntnisse von der mongolischen Pharmakologie erhielten wir durch Rehmann's „Beschreibung einer tibetanischen Handapotheke, ein Beitrag zur Kenntnis der Arzneikunde des Orients, Petersburg 1811". Rehmann beschreibt darin einen Vorrat von 60 Arzneidrogen, wie sie in Maimachin an der chinesisch-sibirischen Grenze an die Lama der Mongolen und Burjaten verkauft wurden. Diese Medikamente waren einzeln sorgfältig in Papier gewickelt und mit einer Aufschrift in tibetischer Sprache versehen; ein ebenfalls tibetisches Verzeichnis sämtlicher Stücke war beigegeben.[2]) Wiewohl die Gegenstände selbst aus Peking kamen, glaubte Rehmann doch den Titel „Tibetische Apotheke" aufstellen zu müssen, einmal wegen der tibetischen Bezeichnungen, und dann, weil die Erläuterungen zur Anwendung dieser Mittel nur in Büchern zu finden waren, die in Tibet von göttlich verehrten Ärzten geschrieben sein sollten.[3]) Die beschriebenen Gegenstände sind einfache Arzneikörper, die von den burjatischen Lama unter einander oder mit einheimischen Drogen gemischt werden. Die Pulverform wird bevorzugt. Zumeist setzen 25—40 Componenten ein solches Pulver zusammen, das in einem ledernen Beutelchen aufbewahrt wird. Man gibt gemeiniglich den Kranken davon ein Infus oder Dekokt des Morgens und des Abends.[4]) Rehmann hebt die ausgedehntere Verwendung stärkender, reizender und erhitzender Mittel bei den uralaltaischen Völkern hervor gegenüber dem Überwiegen purgierender und kühlender Medikamente der europäischen Apotheken.[5]) Von den Arzneibüchern der mongolischen Lama haben dann später Pozdnejev und Kirilov berichtet [6]) Die darin gegebenen Beschreibungen der Pflanzen nach ihrer Morphologie, ihren Standorten u. s. w. sollen meisterhaft sein. Der mongolische Lama führt unter allen Umständen seine Apotheke mit sich. Einen Teil ihrer Drogen erstehen sie von den dort wohnenden Chinesen und den umherziehenden tibetischen Lama, einen Teil suchen sie selbst. Das Medikament, das Präparat stellt der Lama immer selbst

1) Rockhill, Notes etc., 721. Rockhill, The Land of the Lamas, p. 132.

2) Rehmann gibt die Namen der Arzneimittel in tibetischer Schrift und fügt die Transkription nach dem Gehör hinzu, so wie sie ihm sein Gewährsmann, ein mongolischer Lama, angegeben hat. Im folgenden sind die aus Rehmann citierten Arznei-Namen in schriftgemässem Tibetisch umschrieben.

3) Rehmann fügt betreffs der tibetischen Bücher hinzu, es wäre ausserordentlich wünschenswert und für die Geschichte der Medicin von dem grössten Interesse, dass diese Bücher übersetzt würden.

4) Rehmann l. c. S. 5.

5) Ibid S. 7.

6) S. das Kapitel „Medicinische Litteratur" im 1. Teil der Beitr. z. Kenntn. d. tib. Med. S. 14, 15. Über das Folgende vergl. die dort citierten Abhandlungen von Pozdnejev und Kirilov.

her. Die getrockneten Drogen und anderen Substanzen wie Moschus und Blut werden in einem Mörser zu Pulver zerstossen und dann mittels eines Siebes gereinigt. Die Mischung der Pulver findet in bestimmten Proportionen statt. Manche Pflanzen werden erst in Milch oder Wein gekocht; Wurzeln werden gelegentlich erst abgeschabt und durchschnitten, ihr Mark wird dann herausgenommen und in Sommerkorn gekocht.[1]) Wichtig für die Art der Verwendung einer Droge ist ihre Form, ihr Fundort, die Zeit des Sammelns u. a. m. Pflanzen, die man gegen akute, fieberhafte Erkrankungen gebrauchen will, muss man an dem Nordabhange der Berge suchen, wo sie das Mondlicht empfangen und die Sonne nicht sehen; auch muss man diese Pflanzen im Schatten trocknen. Die chronischen, kalten Krankheiten erheischen Pflanzen vom sonnenbeschienenen Südabhange der Berge.[2]) Im ganzen besitzt wohl jeder Lama etwa 300—400 Medikamente. Ptizyn hat in dem burjatischen Kloster am Gänsesee bei Selenginsk eine Liste von 429 Medikamenten vorgefunden. Unter diesen fanden sich Früchte und Samenkörner, Blüten, Blätter und Stengel, Wurzeln, mineralische Substanzen, tierische Produkte, wie Blut, Haut, Hörner, Herz, Galle.[3]) Über den Preis der Medikamente bemerkt Kirilov, dass man in Maimachin eine Sammlung von 60 verschiedenen Arzneimitteln für 3 Rubel kaufen könne, und dass der Durchschnittspreis für gewöhnliche Medikamente 1891 in Urga 25 Kopeken betragen habe.[4])

In der nun folgenden speciellen Arzneimittellehre ist folgende Einteilung befolgt. Wir besprechen die animalischen, die mineralischen und chemischen Medikamente, denen sich die pflanzlichen anschliessen, bei welchen auch die wichtigsten Punkte der allgemeinen Arzneiverordnungslehre berücksichtigt werden. Innerhalb der einzelnen Gruppen ist die alphabetische Anordnung beobachtet. Da unsere Nachrichten zum Teil spärlich und unvollständig sind, so ist das also der schwächste Teil unserer Kenntnisse von der tibetischen Heilkunde, in der aber die Pharmakologie den wichtigsten Abschnitt bedeutet.

I. Die animalischen Medikamente.

Bärengalle, *dom mkhris.* Nach Desgodins als Medikament geschätzt.[5]) *dom* ist Ursus tibetanus, ein kleiner schwarzer Bär.

1) Kirilov in Bote f. Socialhygiene, 1892, 107 (russ.).

2) Ibid. S. 107.

3) Citiert nach Liétard in La Grande Encyclopédie, XXIII, p. 315.

4) Dem Anscheine nach handelt es sich um dieselbe Sammlung, die Rehmann beschreibt.

5) Desgodins, Dict. tib.-lat.-franç. p. 126. Nach Pallas, Sammlungen historischer Nachrichten über die mongolischen Völkerschaften, St. Petersburg 1776,

Bezoar, *gi wang* oder *gi bam*. Unter der Bezeichnung *gi wang* (Nr. 51) führt Rehmann Pillen an, die er folgendermassen beschreibt. Jede wiegt vier Gran und besteht gewissermassen aus zwei Pillen: eine kleinere von schwärzlicher Farbe ist in eine dickere, hellgelbe, concentrisch geschichtete Masse eingehüllt, die Rhabarber enthält. Über die eigentlichen Bestandteile der Pille sagt Rehmann nichts. *Gi wang* ist nun die allgemein gebräuchliche Bezeichnung für Bezoar.[1]) Desgodins gibt für *gi wang* die Bedeutung: Bezoar seu concretio flava in jecore boum morbidorum, medicina efficax ad dissipandam bilem.[2]) Nach dieser Angabe scheint es sich also nicht um den echten orientalischen Bezoar, ein Concrement im Magen von Capra Aegagrus Gm. zu handeln, sondern vielmehr um Gallensteine, die bekanntermassen häufig den Ersatz für wirklichen Bezoar bilden. Auch Desgodins' Angabe, dass Bezoar ein Mittel gegen Gallenkrankheiten sei, scheint bei der Verbreitung sympathetisch-medicinischer Anschauungen für die Annahme der Gallensteine zu sprechen. Auf Gallensteine passt schliesslich auch Rehmanns Beschreibung am besten. Dem tibetischen *gi wang* entspricht das Sanskritwort gorocanâ,[3]) was nach Boehtlingk ein ‚gelbes, angeblich in der Galle der Kühe gefundenes Pigment' bedeutet. Von welchem Tier dieser tibetische Bezoar stammt, ist bisher nicht zu eruieren. Unserer Deutung von *gi wang* steht Jäschkes Citat aus Csoma entgegen, der *gi wang* als Concrement aus den Eingeweiden gewisser Tiere bezeichnet, das als Medikament Verwendung finde.[4]) Nach Desgodins geschieht die Verordnung des *gi wang* zu 1 *g* in wenig Branntwein. Cette médicine sèche se vend au poids de l'or, fügt Desgodins hinzu.

Blut wird von mongolischen Lama in der Heilkunde verwendet.[5])

Butter, *mar*. Nach Jäschke ist geschmolzene Butter (*zhun mar*) sowohl als Nahrung wie als Medikament sehr geschätzt; ranzige Butter (*mar rnying*) empfehlen die Ärzte für Gemütskrankheiten, Ohnmachtsanfälle und Wunden.[6]) In Fällen gefährlicher Erkrankungen[7]) reiben die Lama den Patienten am ganzen Leibe mit Butter ein und legen ihn in die Sonne. Dutreuil de Rhins fand in Tibet die allgemeine Gewohnheit, sich zum Schutz gegen den

---

I, S. 170 rühmen auch die Kalmüken die Galle dieses Tieres *dom*, das er nach der Beschreibung für eine Hyäne hielt, als ein vorzügliches Heilmittel.

1) B. Laufer, in Wiener Zeitschr. f. d. Kunde des Morgenlandes, 1900, Bd. VIII, 103.

2) Dictionnaire tibét.-lat.-franç., p. 148.

3) s. B. Laufer, l. c.

4) Dictionary, p. 68.

5) Kirilov l. c. p. 107. Liétard in La Grande Encyclopédie, XXIII, p. 315.

6) Dictionary, p. 411.

7) Rockhill, Tibet, in Journ. R. As. Soc. 1891, 235.

schneidenden Wind mit ranziger Butter einzuschmieren; auch als Mittel zur Vertreibung der Kopfläuse fand er Butter im Gebrauch.[1])

Elefantenmilch[2]) wird als Medikament von Indien nach Lhasa geschickt und von da nach der Mongolei. Sie ist eine der wertvollsten Arzneien der tibetischen Pharmakopoe und wird teuer bezahlt. Das Vertrauen in ihre Wirkung ist unbegrenzt. In einer mongolischen Erzählung werden Pillen gegen Kopfschmerzen in Elefantenmilch eingenommen.[3])

Fleisch. Das Fleisch von Eidechsen, Schlangen und Vögeln wird von den Lama der Mongolen in einem Kuchen von Teig gebacken, bis der letztere gelb wird; dann nimmt man das Fleisch heraus, trocknet und pulverisiert es. Dieses Pulver wird als Medikament verwendet.[4]) Das Fleisch des wilden Esels (Asinus Kiang) wird nach Chandra Dás vielfach bei Rheumatismen gebraucht. Ein Breiumschlag von zerriebenem Taubenfleisch und einigen Bergkräutern wird auch als Heilmittel erwähnt.[5])

Fell. Einwicklungen in das Fell eines frischgeschlachteten Tieres sind bei den Mongolen ein häufiger Ersatz für Bähungen und heisse Bäder.[6])

Hirschhorn. Die jungen, sehr blutreichen und gelatineartigen Sprosse desselben werden nach Huc als Heilmittel hoch geschätzt. Man nennt diese Sprosse mit ihrer chinesischen Bezeichnung *lu jung.*[7]) Sie werden aus fast allen Teilen Tibets nach China exportiert.[8]) Man erinnere sich dabei der früher bei uns offizinellen, heute durch Ammonium-carbonicum-Präparate vertretenen Hirschhornmedikamente, wie Spiritus cornu cervi, Liquor cornu cervi succinatus u. a.

Krebsschalen sind in Rehmanns Beschreibung einer tibetischen Apotheke unter No. 10 enthalten. Anwendung unbekannt. Nach Jäschke werden Krebse, *sdig srin* zur Nahrung und als Medicin verwendet.

Moschus, *gla rtsi*, ist ein Hauptprodukt Tibets, das in grosser Menge exportiert wird.[9]) Dieses Produkt des Moschustieres (*gla ba*) soll von Tibetern, bevor es in den Handel kommt, mit Blut, Leber,

1) Mission scientifique dans la Haute Asie, Paris 1898, II, p. 343.

2) Rockhill, The Land of the Lamas, p. 132, 133.

3) H. v. der Gabelentz, Die Geschichte von Kasna Chan. Ms. der K. Bibl. z. Berlin, S 78a.

4) Kirilov, in Bote f. Sozialhygiene 1892, 107.

5) Gill, The River of Golden Sand, London 1880, II p 139.

6) Pozdnejev, Skizzen u. s. w. S. 164, Note.

7) Citiert nach Jaquot, in Gaz. méd. de Paris, 1854, 673.

8) Rockhill, The Land of the Lamas, p. 54, 76, 206, 251, 282.

9) Turner, Account of an embassy etc. p. 218, 371. Rockhill, Diary p. 370. Id., The Land of the Lamas, p. 282, 283.

tsam pa (geröstetes Gerstenmehl) etc. verfälscht werden.[1]) Bei der Verfälschung mögen auch einige nach Moschus riechende Pflanzen Tibets eine Rolle spielen, die auch medikamentös verwertet werden sollen. Nach Jäschke sind diese Pflanzen Delphinium moschatum (Ritterspornart, Ranunculacee, tib. *gla da ra*) u. Pedicularis megalantha (Läusekrautart, Rhinanthee; tib. *gla rtsi me tog*). Über die medicinische Verwendung, die wohl sicher eine ausgedehnte ist, liegen mir nur sehr wenige Notizen vor. Die Pillen aus den Exkrementen der grossen Lama werden mit Moschus überzogen.[2]) In Kumaon ist Moschus ein Bestandteil fast jeder Arznei; die Eingeborenen haben ein unbegrenztes Vertrauen zu der Wirkung dieses Mittels.[3])

Otter, *sram*. Die Leber der Otter wird nach dem *bshad rgyud* als ein Mittel gegen Harnzwang angesehen; ihr Fleisch gilt als sehr nahrhaft.[4]) Nach Pallas verwenden die Kalmüken das Otterfleisch ‚wider Rückenschmerzen und Schwachheit im Ehestand'.[5]) Wie bereits erwähnt, tragen die Bewohner von Kumaon Otterfelle als Prophylacticum gegen den Kropf.

Schildkrötenurin sollen die Mongolen bei Taubheit in das Ohr giessen. Um die Schildkröte den Urin fahren zu lassen, stellt man ihr einen Spiegel vor, damit sie ihr eigenes Bild sieht.[6])

II. Die mineralischen und chemischen Arzneimittel.

Alaun, *kha ru tshva* und *lce myong tshva* (das die Zunge stechende Salz). Irrtümlicherweise hielt Rehmann die unter Nr. 54 (*kha ru tshva*) und unter Nr. 55 (*lce myong tshva* [R. transcribiert: Schinenza]) genannten Alaunarten, die eine von roter (Natriumeisenalaun), die andere von Amethystfarbe, für Kochsalz. Jäschke giebt für Alaun die Bezeichnungen *kha ru tshva*,[7]) *lce myong tshva*[8]) und *dar tshur*.[9])

Arsenik, *ba bla* (Jäschke: Dictionary p. 363), *ldong ros* (Rehmann Nr. 39, nach Jäschke Ocker), *dug chen*, d. i. grosses Gift (Ramsay, Western Tibet, p. 6). Rehmann fand unter seinen 60 Medikamenten eines, das aus 80 Teilen Arsenik und 10 Teilen Schwefel bestand. Die Verwendung wurde ihm nicht bekannt.

1) Rockhill, The Land of the Lamas, p. 283. Id., Diary of a journey, p. 71.
2) Hakmann, in Neue Nordische Beiträge IV, 281.
3) Traill, in Asiatic Researches, Calcutta 1828. XVI, 216.
4) Jäschke, Tibetan-English Dict. p. 581.
5) Sammlungen historischer Nachrichten über die mongolischen Völkerschaften, I, Petersburg 1776, S. 170.
6) Kirilov, in Bote f. Socialhygiene, 1892, 103.
7) Dictionary p. 412.
8) ibid. p. 442, 150.
9) ibid. p. 251, 434 v. *tsha la*.

Borax, *tsha la* (Rehmann Nr. 48, ebenso Ramsay, Western Tibet p. 12), *tsha bla* (Rockhill, Diary of a journey through Mongolia and Tibet, p. 164). Nach Jäschke ist *tsha la* gleich *dar tshur*, Alaun. Borax findet sich als Tinkal in grossen Mengen an den Ufern und auf dem Boden der tibetischen Seen. Saunders fand kolossale Lager von Tinkal an einem See, 15 Tagereisen von bKra shis lhun po; er nennt als allgemeine Anwendung nur die zum Löten und zur Schmelzung des Goldes und Silbers.[1]) Die chinesische Materia medica hat den Borax, der aus Tibet nach China exportiert wird, aufgenommen.[2])

Der calcinierten Pulver kennt das *rGyud bzhi* 13 gegen kalte Krankheiten, die durch Überfluss an Schleim entstehen.[3])

Edelsteine. Nach dem *rGyud bzhi* stellt man aus Edelsteinen Mixturen her gegen chronische Krankheiten der Fürsten und der reichen Leute: man hat eine Mixtur gegen warme, elf gegen kalte Krankheiten, acht, die in beiden Fällen wirken. Da die Leute, so fügt das *rGyud bzhi* hinzu, gemeinhin keine so kostbaren Steine besitzen, so kann man dieselben auch durch Pflanzen ersetzen, die sich ja jeder verschaffen kann[4]) (Pharmakopoea elegans und oeconomica).

Gips, natürlichen, *cu gang*, erwähnt Rehmann unter Nr. 31 seiner Apotheke.

Natrium carbonicum, *bul* und *ba tsa*, findet sich überall in Tibet als ein weissliches Pulver auf der Oberfläche des Bodens und wird allgemein als Medikament verwendet.[5])

Petrefakte sind in Tibet häufig, besonders in mNga ris. Sie sind nach Csoma weder Gegenstände der Verehrung wie anderswo, noch gelten sie für Kuriositäten. Wohl aber werden manche von ihnen gebrannt und pulverisiert als Heilmittel gegen gewisse Krankheiten gebraucht.[6])

Quecksilber, *dngul chu* i. e. Silberwasser, wird in Tibet nicht gefunden, wohl aber Zinnober; die Eingeborenen verstehen es nicht, das Quecksilber aus dem Zinnober herauszuziehen. Quecksilber wird aus China eingeführt.[7]) Man bereitet aus dem Quecksilber die Pillen, die man gegen Syphilis einnimmt. Nach Saunders gab man in einem irdenen Topf Alaun, Salpeter, Quecksilber und Zinnober;

---

1) Saunders, in Turner, Account of an embassy etc. p. 406, 407.

2) Ibid. p. 372. Smith, Contributions towards the Materia medica of China, Shanghai, London 1871, p. 41.

3) Journ. As. Soc. Beng. IV, 19.

4) Journ. As. Soc. Beng. IV, 19.

5) Campbell, in The Phoenix I, 142. Jäschke, Dictionary p. 363, 370.

6) Csoma, Geogr. Notice of Tibet. Journ. As. Soc. Beng. I, 126, s. hingegen Montgomerie in Journal Royal Geogr. Society, 45. Bd., 1875, 318, 320.

7) Turner l. c. p. 372, 381.

darüber stürzte man einen zweiten kleineren Topf und kittete beide zusammen. Man erhitzte darauf von oben und unten etwa 40 Minuten; den genügenden Grad der Hitze bestimmten die Tibeter nach dem Gewicht des verbrauchten Brennmaterials. Nach dem Erkalten ergab sich dann ein rotes Pulver. Von metallischem Quecksilber war keine Spur mehr zu sehen; die Forderung des Hydrargyrum extinguere war also erfüllt. Unter Zusatz von Pflaumen und Datteln verfertigte man dann die Pillen, die nach Saunders' Ausspruch ihren Zweck vollkommen erfüllten.[1]) Rehmann berichtet, die Burjaten gebrauchten das Quecksilber gegen Syphilis und Krätze. Sie verreiben das Hydrargyrum entweder mit Schaffett zu einer Salbe, oder sie erhitzen Quecksilber zusammen mit Schwefel oder Blei in einem Topf; dieses Präparat wickeln sie in Papier und legen es auf einen heissgemachten Stein. Der Patient, dessen Kopf mit einem Tuch bedeckt wird, hält seinen Mund über den aufsteigenden Rauch und atmet denselben ein. Diese Art des Merkurgebrauchs, fügt Rehmann hinzu, ist eine der verbreitetsten auf der Erde und findet sich von Polen bis Kamtschatka beim gemeinen Mann (1811).[2]) Den Gebrauch von Sublimat in Branntwein sollen die Burjaten von den Russen gelernt haben.[3])

Für Salmiak, *rgya tshva*, hielt Rehmann ein sehr unreines, in Dodekaëdern krystallisiertes Präparat von ausgesprochenem Salmiakgeschmack, was mit Jäschkes Angabe (Dictionary, p. 442) zu diesem Worte übereinstimmt.

Salpeter, *ze tshva* oder *sho ra*, wurde zu Saunders' Zeit als kühlendes Mittel bei Syphilis verwendet. Seiner Verwertung bei der Herstellung des Quecksilberpräparates wurde bereits gedacht.

Steine, die sich seifenartig anfühlten, sah Saunders gegen Geschwülste und Schmerzen in den Gelenken im Gebrauch; sie wurden äusserlich aufgelegt.[4])

III. Die Heilmittel des Pflanzenreiches.

Als Motto möchte ich diesem Abschnitt die Worte des Missionars Jäschke vorsetzen, die, in den siebziger Jahren geschrieben, noch heute ihre Gültigkeit beanspruchen. „Die genaue Bestimmung von Benennungen von Naturprodukten bleibt immer etwas Schwieriges und wird wohl kaum eher vollständig ins Klare gebracht werden können, als die betreffenden Länder (i. e. Tibet) für Europäer un-

1) Saunders, in Turner. Account of an embassy etc. p. 410, 411.
2) Rehmann a. a. O. S. 39, 40.
3) Ibid. S. 43.
4) Saunders l. c. p. 412.

gehindert zugänglich und wirklich von Naturkundigen durchforscht worden sind. Bei Bäumen und vollends bei kleineren Pflanzen und Tiergattungen tritt dann die provincialistische Mannigfaltigkeit immer mehr und mehr hervor, wie dies ja selbst in den civilisierten Ländern Europas der Fall ist."[1]) In dieser Bestimmung der Pflanzen liegt die Schwierigkeit und zu gleicher Zeit auch der Mangel der folgenden Angaben. Freilich sind wir dank den Untersuchungen Rehmanns, denen von Saunders, Hooker, Przevalski,[2]) Maximovitch,[3]) Thorold, Hemsley[4]) und nicht zuletzt durch die Bemühungen Jäschkes selbst manchen Schritt vorwärts gekommen. Und dann vergegenwärtige man sich noch die Thatsache, dass wir über die Indikation der einzelnen Heilmittel meist ganz im Unklaren sind, eine Thatsache, die schon Rehmann bedauerte; die Lama, die er darüber befragte, beriefen sich nur auf ihre Bücher.

Aconitum ferox, *jâdwâr* (Ramsay: Westtibet), *bong nga* (Jäschke) wird als Medikament genannt, welches im Handel von Lhasa nach Le in Ladâkh gebracht wird.[5]) Saunders fand in der Provinz gTsang Aconitum pyrenaicum.[6]) Jäschke gibt als in Tibet vorkommend weisse, schwarze, rote und gelbe Aconitum-Arten an, die als Medikamente oder als Gifte benutzt werden.[7]) Nach einer anderen Angabe desselben Autors wird Aconitum ferox von Nepal oder in Ermangelung desselben andere Aconitum-Arten gegen Krebsgeschwüre gebraucht.[8]) Die im Himalaya vorkommenden Aconitum-Arten sind die blau blühenden A. ferox L., A. Napellus L, A. variegatum L. (manchmal ins Weisse übergehend), A. heterophyllum Wall. (A. Atees Royle), A. Anthora und das gelb blühende A. Lycoctonum L. (nach Przevalski).

Alcannae radix, *ₒbri mog,* Wurzel von Lawsonia alba Lam. (L. inermis L.), von Rehmann unter Nr 17 genannt; er weiss nur von der Verwendung als Schminke in China; der medicinische Gebrauch ist ihm nicht bekannt. Jäschke führt *ₒbri mog* als Medicinalpflanze ohne weitere Bezeichnung an.

Allium sativum L., *sgog pa.* Das Essen von Knoblauch gilt in Tibet als das wirksamste Mittel gegen die Bergkrankheit, *la dug* (wörtlich: Passgift), die man wie fast überall in Centralasien giftigen Ausdünstungen des Bodens oder der in grosser Menge auf den Bergen

1) Mélanges Asiatiques. Petersburg 1873, VI, 9.
2) Das nördliche Tibet. Petermanns Mitteilungen 1884. Bd. XXX, S. 19.
3) In Bulletin du Congrès internat. de botanique. Pétersbourg 1884, 135.
4) Beide in Journal of the Linnean Society. Botany, vol. XXX.
5) Ramsay, Western Tibet, p. 20.
6) Saunders, in Turner, Account of an embassy etc., p. 401.
7) Jäschke, Dictionary, p. 71, s. v. *bong nga.*
8) s. v. *lhog pa* (= Krebsgeschwür), Dictionary, p. 602.

wachsenden Rhabarberstaude zuschreibt.[1]) Andere medicinisch verwendete Allium-Arten sind nach Jäschke A. sphaerocephalum L., *ri sgog*, und A. rubellum, *sgog sngon* (blaues Allium).[2])

Amara. Unter diesem Namen seien einige Mittel zusammengefasst, deren Wirkung die eines Bittermittels ist. Rehmann erwähnt als Nr. 9 die Wurzel eines unbekannten Wassergewächses, die nach dem Kauen einen bitteren Geschmack im Mund entwickelt und die Wirkung des Wermuths besitzt. Rehmann transkribiert Lidri, was wahrscheinlich identisch ist mit *sle tres*; letzteres bedeutet nach Jäschke eine medicinisch verwendete Kriech- oder Kletterpflanze. Unter Nr. 19 findet sich eine bittere Wurzel *ba le ka*, die nach Jäschke eine zu den Kletterpflanzen gehörige Medicinalpflanze darstellt. Das damit wahrscheinlich identische Sanskritwort balika bedeutet nach Boehtlingk Sida cordifolia und S. rhombifolia.

Amomum. Unter Nr. 12 nennt Rehmann die brennendscharf schmeckenden Samenkapseln einer Amomum-Art, *ka ko la* (Sanskrit kakkola; Rehmann transkribiert Gagula). Pallas gibt für Ghagula, wie er umschreibt, die Bedeutung „kleine Cardamomen".[3]) Nach Desgodins ist *ka ko la* Amomum medium. Das Sanskritwort kakkola ist nach Boehtlingks Wörterbuch Name einer Pflanze und eines aus derselben bereiteten Parfums kolaka (oder kakkolaka): 1. ein bestimmtes Parfum; 2. schwarzer Pfeffer. Unter Nr. 24 finden sich die getrockneten Wurzeln einer Amomee oder verwandten Alpinia galanga L., *pu shel tse*, eine Bezeichnung, für die Jäschke nur die Bedeutung gibt: a medicinal herb.[4])

Anemarhena asphodeloides Hanbury. Die Wurzel dieser zu den Liliaceae gehörigen tibetischen Pflanze wird nach Rockhill als Medikament verwertet.[5]).

Aromatica. Gelenk- und Kopfschmerzen sah Saunders durch Beräucherung des leidenden Teiles mit aromatischen Pflanzen vertreiben.[6])

Asa foetida findet sich als 45. Droge in Rehmanns Apotheke unter dem Namen *shing kun*. Nach Jäschke wird Asa foetida als Medikament und Gewürz gebraucht.[7]) Die tibetische Asa foetida-Pflanze ist Ferula Narthex Boiss.

---

1) Rockhill, Tibet, in Journ. R. Asiat. Soc. Gr. Brit. and Irel. 1891, II, 52. Ders., The Land of the Lamas, p. 149 Note, 284 Note.

2) Dictionary, p. 116.

3) Pallas, Sammlungen histor. Nachrichten über die mongolischen Völkerschaften, I, S. 169.

4) Dictionary, p. 324.

5) Rockhill, Notes etc., in Report of Nat. Museum for 1893, 721. Derselbe in Proceed. of Am. Orient. Soc. 1888, 23.

6) Saunders, bei Turner, Account of embassy, p. 412.

7) Dictionary, p. 559.

Balnea medicata. Medicinische Bäder für kranke Glieder erwähnt das *rGyud bzhi*[1]) Als solches wird wohl auch das von Jäschke beschriebene Nektarfünfbad, *bdud rtsi lnga lum,* benutzt, das man aus dem Absud von fünf heiligen Pflanzen bereitet, nämlich: *shug pa,* Juniperus excelsa; *ba lu,* eine Rhododendron-Art; *tshe pad,* Ephedra saxatilis; *kham pa,* Tanacetum tomentosum; *₀om bu,* Myricaria (Tamariske); alle fünf in Tibet heimisch.[2])

Bdellium. Als *gu gul* erwähnt Rehmann ein braunes, wenig aber aromatisch riechendes Gummiharz von unbekannter Herkunft (Nr. 44). Das bei uns als Gugul bekannte Gummiharz, das sog. indische Bdellium, stammt nach Brestowski von Balsamodendron Mukul Hook. und B. pubescens Hook.,[3]) während es nach Jäschke von Amyris Agallocha Roxb. stammt, nach anderen gleich dem bengalischen Elemi von Bdellion Roxburghii Arn. ist.[4]) Jäschke citiert *gu gul* (Sanskrit guggula) als kostbares Räucherwerk, von dem eine schwarze und weisse Art vorkommt. Die schwarze Art ist sicher Rehmanns braunes *gu gul* (Nr. 44), während die weisse durch Rehmanns *spos dkar* (Nr. 43) repräsentiert sein mag; *spos dkar* (*spos* Weihrauch, *dkar* weiss) ist nach Jäschke identisch mit *gu gul,* also die weisse Gugul-Art.[5]) Auch Grünwedel gibt für *spos dkar* die Bedeutung, von Amyris Agallocha stammendes Räucherwerk'.[6]) Rehmann hielt seine stark verunreinigte Droge (Nr. 43) für das Harz von Pistacia lentiscus L., also für Mastix, immerhin ein Zeichen, dass es sich thatsächlich um ein Harz von weisslichem oder gelblichem Aussehen handelte.

Betel fand Turner in Tibet im Gebrauch als Genussmittel und Stomachicum. In zwei oder drei grüne Blätter von Piper betle L. hüllte man einige scharfe Stoffe, wie Gewürznelken, Muskatnuss, Zimt, einige adstringierende, wie die Samen von Areca catechu, ferner eine Portion Terra Japonica und Muschelkalk. Als Haupteigenschaft lobt man daran, dass Betel die Verdauung fördert und die Flatulenz vermindert; ausserdem erregt Betel den Durst, gibt dem Atem Wohlgeruch und dem Gaumen Wohlgeschmack.[7])

Calosanthes indica (Bignoniaceae) wird nach Rockhill in *sKu ₀bum* von Lhasa-Tibetern unter dem Namen *tsam pa ka* als

---

1) Journ. As. Soc. Beng. IV, 19.

2) Jäschke, Dictionary, p. 269.

3) A. Brestowski, Handwörterbuch der Pharmacie, Wien 1893—1896, I, S. 208, 220.

4) Dictionary, p. 69.

5) Dictionary, p. 332.

6) Mainwaring-Grünwedel, Dictionary of the Lepcha-Language, Berlin 1898, p. 204, s. v. *pa.*

7) Turner, Account of an embassy, p. 285.

Arzneimittel verkauft. Die Chinesen nennen nach demselben Autor die Pflanze Schneelotos, vermutlich, wie er meint, wegen der Ähnlichkeit der Samen mit Schneeflocken.[1]) Nach Engler ist die Rinde und Wurzel von Calosauthes indica in Ostindien offizinell.[2]) Das Wort *tsam pa ka* ist nach Jäschke Sanskrit (campaka) und bedeutet nach demselben Autor in Übereinstimmung mit Boehtlingk Michelia Champaca L. (Magnoliaceae).[3])

Cardamomi, *sug smel*. Unter Nr. 7 führt Rehmann die reifen Samen einer Scitamineen-Art an, die er für Amomum cardamomum L. (Eletaria cardamomum White et Maton) oder A. granum paradisi Afz. hält. In Centraltibet und nach dem medicinischen Werk *Lhan thabs* bedeutet *sug smel* Cardamomen.[4]) Auch Pallas verdeutscht *sug smel* mit „grosse Cardamomen".[5])

Carminativa werden nach Turner bei Husten, Schnupfen und Brustkrankheiten gebraucht wie Centaurium, Koriander und Kümmel.[6])

Caryophylli, Gewürznelken, *li shi* (West-Tibet: *bzang drug* und *zer bu*) sind unter Rehmanns Medikamenten vertreten. Auch Kirilov sah sie bei fast jedem mongolischen Arzt.[7])

Cassia Tora L. Die Samen finden sich in Rehmanns Pharmakopoe (Nr. 22). Von Smith erfahren wir, dass dieselben in Indien und China gegen Haut- und Augenkrankheiten Verwendung finden.[8])

Cinnamomi cortex, *shing tsha* (Sanskrit: tvaca). Nr. 4 bei Rehmann sind getrocknete zimtartige Rindenstücke mit der Bezeichnung *shing tsha* Letzteres bedeutet nach Jäschke eigentlichen Zimt.[9]) Ob es sich dabei um Cinnamomum Cassia Blume (C. aromaticum Nees) oder C. zeylanicum Bl. oder gar noch eine andere Art handelt, ist ungewiss. Saunders berichtet, dass die Bewohner Bhutâns die Wurzelrinde einer Laurus-Art, nicht des früher sog. Zimtlorbeers, verwendeten, die einen dem echten Zimt vollkommen

1) Rockhill in Report of Nat. Museum for 1893, Wash. 1895, 721. Ders., Diary of a journey through Mongolia and Tibet, Wash. 1894, p. 67. Rockhill schreibt einmal Colocanthes, das andere Mal Colosanthus.

2) Syllabus der Vorlesungen über specielle und medicin. Botanik, grosse Ausgabe, Berlin 1892, S. 169.

3) Dictionary, p. 431. Die Rinde von Mich. Champaca wird in Indien als Antipyrrheticum gebraucht. Hoernle (Bower Manuscript, p. 17, Note 44) erklärt Skr. Çyônâka durch Calosanthes indica.

4) Jäschke, Dictionary, p. 574.

5) Sammlung histor. Nachrichten über die mongol. Völkerschaften, I, S. 169.

6) Turner, Account of an embassy, p. 413.

7) In Bote für Socialhygiene, 1892, 105.

8) Contributions toward the Materia medica of China. Art. Cassia.

9) Dictionary, p. 558.

gleichen Zimtgeschmack besass: nur der genannte Teil dieses Baumes besass den Zimtgeschmack.[1])

Coptis teeta Wallich (Helleboreae; berberinhaltig[2]), momira, ist eine Medicinaldroge des Himalaya, die nach Ramsay von Lhasa nach Ladâkh exportiert wird.[3]) Dieselbe liefert auch das im Handel vorkommende Mamira-, Mishmee-Bitter.

Coriandri fructus nennt Saunders unter den Carminativa, die bei Brustkrankheiten Verwendung finden. Rehmann hat dieses Medikament unter Nr. 32, *ou su*.

Costus. Rehmann nennt als Nr. 46 eine Wurzel, *ru rta*, deren Herkunft er nicht bestimmen konnte; ihr Geschmack war bitter, coloquinthenartig. Nach dem sanskrit-tibetischen Lexikon Vyutpatti und nach Ramsay[4]) ist *ru rta* gleich Sanskrit kushṭha, Costuswurzel, die in Indien vielfach als Medikament verwertet wurde.[5]) Nach Ramsay wächst *ru rta* (Aucklandia costus) im Thale Sind und in anderen Teilen Kashmirs und wird in West-Tibet als Weihrauch verwendet Von welcher Pflanze die in Tibet gebräuchliche Costuswurzel stammt, ist nicht mit Sicherheit zu eruieren. Nach Jäschke bedeutet *ru rta* in Lahûl die gewürzhafte Wurzel von Inula Helenium L.[6]) Für eine Inula hielt hingegen Rehmann seine *ma nu* genannte, adstringierende Wurzel, die im Geruch und Geschmack vollkommen der offizinellen radix Helenii glich; sie wurde als Dekokt gebraucht (Nr. 11). Nach Golstunski dagegen bezeichnet das tibetische *ma nu* Costus amarus.[7]) Es liegt also sowohl bei *ru rta* wie *ma nu* eine Verquickung von Costus und Inula vor, die entweder auf einer Verwechslung beruht oder aber auch einer thatsächlichen Grundlage nicht entbehrt, insofern ein und dasselbe Wort in verschiedenen Gegenden verschiedene Pflanzen bezeichnen kann.

Crocus sativus, *gur gum*. Rehmann fand unter seinen Medikamenten ein karmoisinrotes Gemisch von Staubfäden und Fruchtknoten, das auf den ersten Blick dem Safran ähnlich war; er glaubte aber doch Bestandteile einer anderen, ihm nicht bekannten Pflanze darin zu sehen; die Anwendung erfuhr er nicht. Da aber das Medikament die Bezeichnung *gur gum*, den allgemein gebrauchten Namen für Safran, trägt, so ist doch wohl anzunehmen, dass es sich um Safran handelt. Kirilov sah Safran als Arzneimittel in den Händen fast

1) Saunders, bei Turner, Account of an embassy, p. 391, 413.
2) Brestowski, Handwörterbuch der Pharmacie, Wien 1893—1896, I, S. 494.
3) Western Tibet, p. 20, v. *cha ba*.
4) Ramsay, Western Tibet, p. 77, v. Kut. Ramsay transkribiert „roosta".
5) Boethlingks Grosses Sanskritwörterbuch, v. kushṭha. Hoernle, The Suçruta-Saṁhitâ, p. 96. Ders., The Bower Manuscript, p. 21, 83 etc.
6) Dictionary, p. 531.
7) Golstunski, Mongolisch-russisches Wörterbuch, III, p. 202.

jedes mongolischen Lama.[1]) Die Frage, ob Tibet selbst Crocus sativus hervorbringt, ist noch eine offene.[2])

Croton tiglium, *dan rog*. Die Samenkörner dieser ostasiatischen baumartigen Euphorbiacee werden von den Lama als Abführmittel zu etwa 3—4 Stück gegeben. (Nr. 21, Rehmann.)

Curcuma longa L., Gelbwurzel, *skyer pa*. Die Blüte dieser Pflanze gilt als Heilmittel gegen Diarrhoe, ihre Frucht reinigt den Körper von den Gallenstoffen (vielleicht sympathetische Vorstellung), die gelbe Rinde wird bei Wassersucht mit Nutzen verwendet. Eine Confectio von Curcuma, *skyer khaṇḍa*, soll sich in Augenkrankheiten nützlich erweisen.[3]) Jäschke gibt nach Csoma und tibetischen Wörterbüchern für *skyer pa* gleichfalls die Bedeutung Curcuma; er fügt indes hinzu, dass man in West-Tibet unter *skyer pa* den wild wachsenden Berberisstrauch verstehe, nicht die aus Indien eingeführte Gelbwurzel.[4]) Bekanntermassen liefern Wurzel, Rinde und Holz von Berberis gleich Curcuma eine gelbe Farbe.

Datura ferox, den Stechapfel, fand Saunders in Bhutân einheimisch. Den Samen benutzten die Bewohner als Narcoticum.[5])

Elixire oder extrahierte Säfte werden nach dem *rGyud bzhi* zum Hinabbefördern von Krankheiten in den Eingeweiden und Därmen und zum Reinigen der Venen (Nerven) angewendet.[6])

Emetica kennt das *rGyud bzhi* acht starke und acht schwache. Sie sind besonders indiciert bei Schleimkrankheiten, um den überschüssigen Schleim herauszubefördern.[7]) In Bhutân kannte man nach Saunders nicht ein einziges Brechmittel.[8]) Er lehrte den sDe pa Râja und seine Ärzte die Ipecacuanha kennen und schenkte ihnen einen Teil seines Vorrates. Der Râja, der nur seinen eigenen Versuchen glaubte, nahm sofort eine mässige Probe davon ein und liess seinen Leibarzt die gleiche Dosis nehmen. Da die erste Dosis nicht die gewünschte Wirkung that, so wiederholte der Râja das Experiment an sich und seinem Leibarzt.[9])

Filices, Farne, *skyes ma*. Unter Nr. 25 hat Rehmann die Wurzel eines nicht zu bestimmenden Farnkrautes. Verschiedene Farnarten sind in Tibet heimisch.[10])

---

1) Kirilov, in Bote f. Socialhygiene, 1892, 105.

2) Vergl. über diese Frage Smith, Contributions etc., p. 79, 189. B. Laufer, in Mémoires de la Soc. Finno-Ougrienne, Nr. XI, p. 68.

3) Sarat Chandra Dás, Tibetan-English Dictionary, p. 131.

4) Handwörterbuch der tib. Sprache, Gnadau 1871, S. 30.

5) Saunders, in Turner, Account of an embassy, p. 398.

6) Journ. As. Soc. Beng. IV, 19.

7) Ibid. 19.

8) Saunders, bei Turner, Account of an embassy, p. 414.

9) Turner, l. c. p. 153, 154.

10) Saunders, l. c. p. 391. Rockhill, Diary, p. 305, 341.

Foeniculi fructus werden allgemein in Kumaon zu Infusen verwendet.[1])

Ginseng. Als diese Wurzel fasse ich die bei den burjatischen Lama gebrauchte Wurzel *shing shen* auf.[2]) Sie wird unter den aus China bezogenen Arzneimitteln genannt. Ginseng ist eines der bekanntesten und wichtigsten Heilmittel der Chinesen. Echter Ginseng ist die Wurzel einer Panax-Art (Panax Ginseng C. A. Meyer, oder Aralia quinquefolia [Engler]), die meistens mit Ingwer, Honig u. dergl. zu einem Electuarium verarbeitet wird. Doch macht man aus dieser Wurzel noch einige siebenzig Präparate.

Gummi lacca. Der holländische Reisende van de Putte (1718—1745) berichtet von einem in Tibet gegen Nierenkrankheiten verwendeten Medikament.[3]) Den einen Bestandteil desselben hielt er für die Exkremente gewisser, auf Bäumen lebender Tierchen; die tibetische Bezeichnung dieser Exkremente war nach Putte *Kja tzeu*. Er sagt: „I Tibetani chiamano questo Kja-tzeu (tzeu, tinctura, verw) e dicon che sia lo sterco che certi vermi fanno sopra gl'arbocelli (alcuni dicono, che sia lo sterco che certi animaletti, come grosse formiche, in Bengala fanno sopra i rami degl'arbocelli)." Dieses *Kja tzeu* wurde von Bhutân nach Lhasa importiert und mit andern Ingredienzen zum Rotfärben benutzt, die den Farbenton des *Kja-tzeu* vertieften. Aus dem Rückstand, der sich beim Ausziehen des *Kja tzeu* ergab, wurde Siegellack gemacht. Il Kjatzeu, il tzûnken[4]) ed il martzeu,[5]) so fährt unser Gewährsmann in seiner aus Italienisch und Holländisch gemischten Sprache fort, cuocono i Tibetani avendo li fatti tutti tre in polvere (ze stampen die drie ingredienten te zamen, en kooken de vermengde poeder in water) assieme con acqua; welke decoctum drinken tegen de nier-ziekte [Nieren-Krankheit] (Sempa zegd: in't mongols peu-reu; ziet het mongols woordenboekje of peu-reu niet de nieren zijn), die uit koude ontstaat. Das von Putte nach der Aussprache aufgezeichnete Wort *Kja tzeu* ist mit schrifttibetischem *rgya tshos* zu identifizieren. *tzeu*, für das Putte selbst die Bedeutung „Farbe" gibt, ist gleich *tshos*, Färbemittel und *rgya tshos* bedeutet nach Jäschke ein indisches (*rgya*) Färbemittel (vielleicht „Kermes"). Nach Grünwedel ist Lepcha *gya tsho*, Tib. *rgya tshos* Lackfarbe und *gya* (*tsho*) *bik*, das Lackinsekt, Coccus lacca.[6])

1) Traill, in Asiat. Res., XVI, 215.

2) Med. Zeitg. Russlands, 1849, 291.

3) P. J. Veth, De Nederlandsche reiziger Samuel van de Putte, in Tijdschrift van het Aardrijkskundig Genootschap, Amsterdam 1876, Deel II, 17.

4) *tsûnken* sind Blätter einer aus Bhutân eingeführten Pflanze.

5) *martseu* ist ein Mittel zum Rotfärben, vermutlich identisch mit *dmar tshos*, Rotfärbemittel. *peu-reu* = mong. *büghëre*, *bōre*.

6) Dictionary of the Lepcha-Language, Berlin 1898, p. 61.

rgya tshos setzt Jäschke ferner gleich *rgya skyeg,s*[1]) wofür er einmal die Bezeichnung „Schellack," das andere Mal „rote Farbe, Lack" gibt.[2]) Indem er gleiche Bedeutung mit lâkṣâ (Sanskrit) supponiert, nennt er *rgya skyegs* das Produkt eines Insektes und das Harz eines Baumes, in Übereinstimmung mit Boethlingk (Sanskritwörterbuch), der lâkṣâ oder râkṣâ erklärt als „Lack, sowohl die von der Schildlaus kommende rote Farbe als auch das rote brennbare Harz eines bestimmten Baumes." Nach Desgodins ist *rgya skyegs* gleich vulgär *skag*, gesprochen *ka*,[3]) und bedeutet „tinctura rubroviolacea, laque rouge-violet, conficitur ex cera alicuius insecti viventis in Himalaya".[4]) Gemäss der Sacherklärung Puttes und den angeführten Worterklärungen kann es sich wohl kaum um etwas anderes als um Gummilack handeln, jene durch den Stich der Lackschildlaus, Coccus lacca Kerr., aus gewissen ostindischen Bäumen zum Ausfliessen gebrachte Harzmasse, die einen roten Farbstoff enthält. Auch bei uns ist die von Putte für Tibet angegebene Methode üblich, Farbstoff und Lack (als Schellack) zu trennen. Dass man das an den Bäumen klebende Harz für die Exkremente der kleinen parasitierenden Insekten hielt, zeugt immerhin von relativ guter Beobachtungsgabe, die einen Zusammenhang zwischen der Schildlaus und dem ausgeflossenen Saft erkannte. Vorläufig ist von der medicinischen Anwendung des Gummilacks in Tibet nichts weiter bekannt. Nur Jäschke erwähnt, dass in den medicinischen Werken *rgya skyegs* als ein adstringierendes Medikament genannt ist.[5])

Hippophae rhamnoides, ***star bu***. Unter der Bezeichnung ***star bu*** führt Rehmann getrocknete Früchte auf, die ihm unzweifelhaft die Früchte einer Berberisstaude darstellen. Hingegen gibt sowohl Jäschke wie Desgodins die Bedeutung Beere von Hippophae rhamnoides; nach der Vyutpatti, einem sanskrit-tibetischen Lexikon, hingegen entspricht ***star bu*** dem Sanskritwort amblavetasa (amlavetasa), Rumex vesicarius (amla, nach Boehtlingk sauer, bedeutet 1. Oxalis corniculata, gehörnter Sauerklee; 2. = amlavetasa, Rumex vesicarius, Sauerampfer).

St. Ignatii faba (strychninhaltig) wird von den burjatischen Lama innerlich verabreicht[6]).

1) Dictionary, p. 106.

2) Dictionary, p. 105.

3) Desgodins, Dictionnaire, p. 64.

4) Ibid. p. 43.

5) Es ist schliesslich zu erinnern, dass Jäschkes (und Boehtlingks) Worterklärung auch die Deutung des *rgya tshos* als „Kermes" zulassen könnten; aber Puttes Ausführungen stimmen zu dieser Deutung ganz und garnicht, da zur Darstellung des Kermes die Insekten selbst nötig wären und diese doch auch keinen Lack liefern.

6) Med. Ztg. Russlands, 1849, 291.

Iridis rhizoma, die Wurzel einer Iridee, der Wurzel der Iris florentina sehr ähnlich, nur geruchlos und weniger bitter als diese, ist in Rehmanns Arzneischatz unter Nr. 20 zu finden. Saunders fand Irideen in Bhután heimisch.[1]) Nach Przevalski und Drude sind Irisarten auch in Nordtibet zu Hause.[2])

Juniperus (*spa ma*, Juniperus squamosa; *shug pa*, J. excelsa). Wachholderzweige verbrannte man nach einer chinesischen Quelle in Tibet, um Patienten damit zu beräuchern.[3]) Juniperus ist auch Bestandteil eines medicinischen Bades.

Ligna finden wir bei Rehmann 3 Arten. Er erwähnt *agaru* (Nr. 15), als die in Europa unter dem Namen Agalloch bekannte Holzart Südostasiens, die bei der Verbrennung einen weihrauchähnlichen Geruch gibt. Agaru (Sanskritwort) ist unser lignum Aloës, lignum Agallochi veri oder Calambac von der ostasiatischen Aquilaria Agallochum (Fam. Thymeliaceae.[4]) Das bei uns im Handel vorkommende Aloëholz wird zum Teil auch von Excoecaria Agallocha gewonnen (Blindbaum, Fam. Euphorbiaceae). Ferner ist *tsandan*, rotes Sandelholz genannt (Nr. 14) und *tsaghan tsandan* (mong.; tib. *tsandan dkar po*), weisses Sandelholz; das letztere soll von einer Cedernart stammen (Nr. 13); nach Rockhill stammt das in Tibet verwendete Sandelholz von Syringa villosa Vahl.,[5]) während sonst das weisse Sandelholz als das Produkt von Santalum album L. gilt. Das rote Sandelholz (Pterocarpus santalinus L.) ist in Tibet nicht einheimisch, es wurde zu Turners Zeit aus Bengalen und Bhutân im eigentlichen Tibet eingeführt.[6])

Lotus, blauer, *utpala*. Die Samen von *utpala* sind bei Rehmann unter Nr. 23 angeführt; er hielt sie für Samen einer Sida- oder Hibiscusart. *Utpala* ist aber Sanskrit und bezeichnet den blauen indischen Lotos, der in Tibet und Indien medikamentös verwendet wird.[7]) *Utpala* wird in einem Werk der Bonreligion als Heilmittel bei Lippenverletzungen bezeichnet.[8]) Bei Nr. 37 erwähnt Rehmann *Padma-kesara*, wobei ihm ein Irrtum unterläuft. Er schreibt mit tibetischen Zeichen *Puṣpa-kesara* und transkribiert *Padma-kesara*,

1) Saunders, in Turner, Account of an embassy, p. 395.

2) Przevalski, Das nördl. Tibet. Petermanns Mitteil. XXX, 19. Ders., Reisen in Tibet. Drude, Hdb. der Pflanzengeographie. Stuttg. 1890, S. 411.

3) Rockhill, Tibet, Journ. R. As. Soc. 1891, 235.

4) Jäschke, Dictionary p. 603. Eitel, Handbook of Chinese Buddhism, 2. ed. Hongkong 1888, p. 6, s. v. *aguru*. Engler, Syllabus, p. 145.

5) Diary of a Journey, p. 68, Note.

6) Turner, Account of an embassy, p. 381—384.

7) *utpala* bedeutet nach Jäschke, Dictionary, p. 607, in Lahûl Polemonium coeruleum L., Jakobsleiter. Vgl. über die verschiedenen Lotosarten Hoernle, The Suçruta Saṁhitâ, Calc. 1897, I, p. 84.

8) B. Laufer, in Mémoires de la Soc Finno-Ougrienne XI, p. 43, 54.

während er unter Nr. 38 umgekehrt tibetisch *Padma-kesara* mit *Puṣpa-kesara* umschreibt. Es ist demnach Nr. 38 als *Padma-kesara*, Staubfäden der Padmapflanze, des eigentlichen indischen Lotos (Nelumbium speciosum Willd.) aufzufassen. Rehmann gibt für Nr. 38 an, dass es sich um eine „Blütenknospe von hitzigem, cardamomenähnlichem Geschmack" handle.

Mixturae. Das *rGyud bzhi* kennt siebenzehn Arten Mixturen, besonders gegen heisse Krankheiten. Eine grosse Rolle spielt die sog. medicinische Butter, *sman-mar*, eine sirupöse Mixtur, aus mehreren Ingredienzen bestehend. Sie wirkt schmerzstillend bei Windkrankheiten. Im ganzen werden 23 Arten dieser medicinischen Butter unterschieden, 14 gegen heisse, 9 gegen kalte Krankheiten.[1]

Myristicae semen, Muskatnuss, war in Rehmanns Apotheke als eine besonders feine Droge gleich einigen anderen Gewürzen sorgfältig in schönes, rotes Papier gewickelt. Ihre Aufschrift war *dza ti* (Skr. jâtî). Die burjatischen Lama verwenden Muskatnüsse sehr häufig in Arzneimitteln.[2] In Tibet wurde die Muskatnuss von Bengalen eingeführt.[3]

Myrobalani. Die Myrobalanen beanspruchen eine grosse Bedeutung in der ostasiatischen Pharmakopoe. Rehmann hat die drei Arten von Myrobalanusfrüchten zweimal in seiner Apotheke. Gleich Nr. 1, *'a ru ra*, hat er selbst als Myrobalane erkannt; *'a ru ra* ist nach Jäschke Myrobalane, nach Schiefner gleich Sanskrit harîtaki,[4] bedeutet demnach Terminalia chebula Retz (Myrobalanus chebula Gaertn.). Rehmann berichtet, dass diese Nuss nach dem Ausspruch des ihn belehrenden Lama aus China stamme und als Chan (König) der Arzneien bezeichnet werde. Sie wird sowohl getrocknet und mit Zucker bestreut genossen, wie auch als Dekokt genommen. Sie gilt als Tonicum und als Antidot gegen alle Vergiftungen, vornehmlich gegen Sublimatintoxication (vielleicht wegen ihrer purgierenden Wirkung); *'a ru ra* soll auch ein vorzügliches Mittel gegen den Rausch sein. Rehmann erkannte die unter Nr. 2 aufgeführte apfelförmige, mit nussartiger Schale versehene, walnussgrosse Frucht, *ba ru ra*, nicht als Myrobalane. Jäschke gibt für *ba ru ra* nur die Bedeutung „adstringierende Frucht". Schiefner setzt *ba ru ra* gleich dem Sanskritwort vibhîtaka, und dieses bedeutet Terminalia belerica Roxb. Die apfelähnlichen, bitter schmeckenden Kerne, die berauschende Eigenschaften besitzen sollen, wurden nach Rehmann als Tonicum bei Magenbeschwerden und Übeln des Unterleibs ge-

1) Journ. As. Soc. Beng. IV, 4, 18.

2) Kirilov, in Bote etc. 1892, 105.

3) Turner l. c. p. 381—384.

4) A. Schiefner, Eine tibetische Lebensbeschreibung Çâkyamunis, St. Petersburg 1849, S. 84, Note 16.

braucht. Die unter Nr. 3 genannte, in Scheiben geschnittene Frucht, *skyu ru ra* (Rehmann: Dschurura) hielt Rehmann für die Frucht von Mespilus japonica. Die Frucht enthielt steinartige Samen, war von angenehm säuerlichem und erfrischendem Geschmack. Schiefner erklärt *skyu ru ra* durch Sanskrit âmalaka,[1]) Phyllanthus emblica L. (Emblica officinalis Gaertn.), an anderer Stelle durch Sanskrit tiṣya, für das er auch die Bedeutung Phyllanthus emblica gibt.[2]) Auch Sarat Chandra Dás gibt *skyu ru ra* mit „embelic myrobalane" wieder;[3]) er sagt weiter von dieser Frucht, sie heile Schleim-, Gallen- und Blutkrankheiten. Am Schluss (Nr. 57, 58, 59) sind drei Früchte aufgeführt unter der Bezeichnung *tanggu ,a ru ra, tanggu ba ru ra, tanggu skyu ru ra.* Von der ersten gibt Rehmann an, dass sie identisch sei mit *,a ru ra* (Nr. 1), und dass sie im Gegensatz zu dieser aus China importierten Droge in Tibet heimisch sei, was er aus der Bezeichnung *tanggu* in Beziehung auf den von den Mongolen für Tibet gebrauchten Namen Tangut schliesst. Wenn diese Erklärung von *tanggu* richtig ist, so bedeutet *tanggu ,a ru ra* für den mongolischen Lama schliesslich nichts anderes als die aus Tibet importierte Myrobalane; dieselbe kann dann aus Indien, sogar aus China stammen, und ihre Verschiedenheit von der aus China eingeführten wird dann wohl nur auf irgend einem speciell in Tibet gehandhabten Trocknungsverfahren oder einer sonstigen Behandlungsart beruhen. Dasselbe hätte dann auch für *tanggu ba ru ra*, eine Frucht, die Rehmann selbst als Myrobalane erklärt, und für *tanggu skyu ru ra* zu gelten; die Beschreibung beider deckt sich auch ziemlich genau mit der von Nr. 2 und Nr 3 gegebenen. Die Bedeutung der Myrobalane für die buddhistische Pharmakologie mag sich auch in der Thatsache ausprägen, dass der Medicinbuddha auf vielen Darstellungen eine Myrobalane (speciell haritakî, *,a ru ra*) als Attribut seiner Würde in der Rechten hält.[4])

Phaseolus sp. L. oder Dolichos sp. L. ist Rehmanns Nr. 60, eine bohnenartige, bohnenhaftschmeckende Frucht. Ihre Bezeichnung war *mkhal ma zho sha* (*mkhal ma* Niere), etwa nierengestaltige Frucht. Im „Werk von den Hunderttausend Nâga" wird sie als Heilmittel

---

1) Ebenda.

2) Heldensagen der Minussin'schen Tataren, St. Pet. 1859, p. XXVI.

3) Tibetan-English Dictionary, v. *skyu ru ra*, p. 123. Jäschke erklärt *skyu ru ra* als sauere Frucht; nach einem Lexikon auch gleich ambla, Sauerampfer; er fügt hinzu, in späterer Zeit scheine *sk.* die Bedeutung „Olive" angenommen zu haben.

4) Pander-Grünwedel, Das Pantheon des Tschangtscha Hutuktu, Berlin 1890, S. 74. Grünwedel, Mythologie des Buddhismus in Tibet und der Mongolei, Leipzig 1900, S. 114. Vgl. auch Pallas, Sammlungen histor. Nachrichten über die mongol. Völkerschaften II, S. 84.

gegen Nierenerkrankungen empfohlen.[1]) Nach Jäschke bedeutet *mkhal ma zho sha* in Westtibet Kastanie.

Pilulae, *ril bu.* Im *rGyud bzhi* gibt es 22 Arten von Pillen; sie gelten als specifisch schmerzstillend bei Schleimkrankheiten.[2])

Tibet hat zwei Arten weitverbreiteter Pillen, die mit religiösen Vorstellungen in enger Verbindung stehen, Pillen, die gegen alle Krankheiten schützen und alle Krankheiten heilen. Die Lamaisten haben den Glauben, dass die Knochen ihrer Buddha und Heiligen kleine Kügelchen, *hpel gdung (pedung)*, enthalten, die von wunderbarem Glanze sind und die Kraft des Heilens besitzen.[3]) Es gibt Menschen, von denen man schon zu Lebzeiten weiss, dass sie mit *hpel gdung* begabt sind; diese Bevorzugten sind der Dalai Lama und der Pan chen rin po che, und deren Exkremente benutzt man deshalb als Heilmittel. Die erste Nachricht von der medikamentösen Verwendung der heiligen Exkremente in Tibet stammt nach Köppen von Tavernier aus dem 17. Jahrhundert.[4]) Weitläufig spricht Pallas von dieser Therapie: „Alle tangutischen, mongolischen, kalmükischen Pfaffen stimmen darin überein, dass der Abgang und der Harn sowohl des Dalai Lama als des Bogdo Lama [Pan chen rin po che] als ein Heiligtum aufgehoben wird, welches neulich hat bezweifelt werden wollen. Der Unrat wird zu Amuletten, ingleichen zum Räuchern bei Krankheiten gebraucht, auch wohl von andächtigen Leuten als innerliche Arznei angewandt. Der Harn wird zu wenigen Tropfen ausgeteilt und andächtig in schweren Krankheiten genossen."[5]) Hakmann berichtet, dass die Exkremente der beiden höchsten tibetischen Priester als Pillen, mit Moschus oder Gold überzogen, vielfache Anwendung in Krankheiten fanden.[6]) Bogle bezweifelte diese Nachricht und gab an, nur Pillen aus geweihtem Mehl gefunden zu haben[7]); dabei handelte es sich wohl um die folgende Art von Pillen. Die Vorstellung von dem *hpel gdung* hat nämlich weiter die Idee hervorgerufen, dass gewöhnliche Pillen aus Mehl durch Gebete an *Thugs rje chen po* [„der grosse Erbarmer"[8])] von diesem die Eigenschaften seines göttlichen Leibes, die heilenden Kräfte eines wahren *hpel gdung* zu erlangen vermöchten.[9]) Die Wahl der Pillenform ist

---

1) B. Laufer, in Mémoires de la Soc. Finno-Ougrienne XI, p. 44, 102.
2) Journ. As. Soc. Beng. IV, 4, 18.
3) Rockhill, in Proceed. American Oriental Soc., Oct. 1888, 22.
4) Köppen, Die lamaische Hierarchie, S. 348.
5) Pallas, Neue nordische Beiträge, I, 212.
6) Hakmann, in Neue nordische Beiträge, IV, S. 281.
7) Schlözer, Briefwechsel, V, S. 211.
8) D. i. Avalokiteçvara.
9) Rockhill, The lamaist ceremony called „making of maṇi-pills", in Proceedings Am. Orient. Soc., Oct. 1888, 22—24.

wohl nur eine symbolische Andeutung der kleinen Kügelchen in den Knochen der Heiligen. Diese Pillen, die man als *maṇi ril bu* oder „kostbare Pillen“ bezeichnet, sind in ganz Tibet und der Mongolei verbreitet und werden alljährlich in grosser Menge mit dem Tribut von Lhasa dem Kaiser von China überreicht. Die Herstellung der Pillen ist fast ausschliesslich auf Tibet beschränkt und geschieht unter bedeutungsvollen religiösen Ceremonieen, die Rockhill nach der tibetischen Schrift *maṇi ril bu grub gi choga*, Ceremonie der Maṇi-Pillen-Bereitung, schildert. Sieben Tage vor dem Beginn der Feier dürfen der Lama und die anderen Geistlichen, die sich daran beteiligen, kein Fleisch, keine Spirituosen, keinen Knoblauch, keinen Tabak noch anderes von irgend welchem Geruch geniessen. Die Pillen werden von dem Lama gemacht, der sich zu diesem Behufe den Kopf glatt rasieren lässt. Er zerreibt geröstetes Korn zu feinem Mehl, macht daraus mit reinem Mehl einen Teig, aus dem er die Pillen formt; diese erhalten dann noch eine rote Färbung. Es folgen die Ceremonieen und Gebete, die von *Thugs rje chen po* die Übertragung seiner Kraft auf die Pillen erflehen.[1])

Piperis longi fructus, *pi pi ling*, bei Rehmann Nr. 8, wird unter Pulver gemischt. Schwarzer Pfeffer, *pho ba ri* (Piper nigrum L.), ist nach Traill ein Hauptmedikament in Kumaon[2]) und wird als Arzneidroge im *Lhan thabs* genannt.[3])

Pulveres. Das *rGyud bzhi* zählt 96 Pulver gegen warme, 69 gegen kalte Krankheiten auf; specifisch schmerzstillend wirken sie bei Gallen- und Schleimkrankheiten.[4])

Punica granatum L., Granatapfel (Rehmann Nr. 41), *se ̥bru*, wurde als Roborans wie unsere Chinarinde verwendet. Die mongolischen Lama haben sie noch heute in ihrer Apotheke.[5]) Saunders traf in Bhutân Granatapfelbäume.

Purgantia werden nach den Vier Tantra gebraucht, um verdorbenes Blut, Galle und Überreste von Krankheiten zu entfernen. Es gibt milde, mittelstarke und starke, von allen zusammen 82 Arten. Der Wind verlangt meist ein mildes Purgans, die Galle ein starkes; hingegen erfordert der Schleim ein Brechmittel.[6]) Zu Saunders'

1) Bei der Erwähnung der Pillen sei auch der Nachricht von Huc gedacht, dass der Lama, falls ihm das nötige Medikament selbst fehlt, den Namen desselben auf einen Streifen Papier schreibe und mittels seines Speichels daraus eine Pille forme, die der Patient alsdann einnähme. Citiert nach Wise, Review of the history of med., II, p. 444, 445; Jaquot, in Gaz. méd. de Paris, 1854, 673.

2) Traill, in As. Res., XVI, 215.

3) Jäschke, Dictionary, p. 346.

4) Journ. As. Soc. Beng., IV, 4, 18.

5) Kirilov, in Bote für Socialhygiene, 1892, 105.

6) Journ. As. Soc. Beng., IV, 4, 19.

Zeit erhielten die Tibeter ihre hauptsächlichen Abführmittel von den Chinesen, welche dieselben nach Lhasa zum Verkauf brachten.[1])

Radices. Nach Jäschke unterscheidet man fünf medicinische Wurzeln, *rtsa ba lnga:*[2]) 1. *ra mnye,* Möhre (Rehmann, Nr. 34: „knollige Wurzeln vermutlich einer Orchis-Art"; Desgodins: Pastinake); 2. *lca ba,* Art wilder Möhre, Species Dauci sylvestris (Rehmann, Nr. 35, Wurzeln von hellgelber Farbe); 3. *nye shing,* Wurzel eines Baumes, dessen Früchte als süsse Medicin gebraucht werden (Rehmann, Nr. 33, hielt *nye shing* für Wurzeln einer Wasserpflanze; 4. *ꞩa sho* (oder *shva*) *gandha,* unbestimmt; 5. *gze ma,* gehörnte Wasserpflanze.[3])

Rheum, *lcum tsha* (*rtsa*) (Rockhill, Rehmann), *chu chu* (Jäschke), *la chu* (Jäschke, Ramsay), ist in Rehmanns Arzneischatz unter Nr. 26 vertreten. In Tibet, Bhutân, Sikkim und in der Mongolei sind zahlreiche Rhabarberarten heimisch.[4]) Die Rhabarberwurzel wird dort als Gemüse[5]), als Färbemittel[6]) und, wie aus ihrer Anwesenheit in Rehmanns Apotheke hervorgeht, zu medicinischen Zwecken verwendet. Rockhill gibt verschiedentlich an, dass sowohl Mongolen wie Tibeter nicht die medicinische Wirkung des Rhabarbers kennen[7]), während er an anderer Stelle die Bekanntschaft der Mongolen mit der Rheumwirkung hervorhebt.[8]) Aus seinen widersprechenden Angaben scheint, wenigstens für die Mongolen, so viel hervorzugehen, dass sie die Rhabarberwurzel als Medikament nur in ihrer Veterinärheilkunde, besonders bei der Behandlung von Kamelen, anwenden. Schliesslich ist zu bedenken, dass die Ärzte sehr wohl die Eigenschaften des Rhabarbers kennen mögen, wenn auch das Volk im allgemeinen die Wirkung nicht weiss. Erwähnung verdient noch die von Hooker mitgeteilte Nachricht, dass die getrockneten Blätter der Rhabarberarten in Sikkim und Tibet als Ersatz des Tabaks gebraucht werden.[9])

Rubia tinctorum, Krapp, *btsod,* in Rehmanns Apotheke

---

1) Saunders, l. c. p. 413.

2) Dictionary, p. 437.

3) S. u. v. Tribulus.

4) Przevalski, Rockhill, Hooker, Saunders.

5) Hooker, Himalayan Journals, II, p. 77, 78. Ramsay, Western Tibet, p. 137.

6) Rockhill, Diary, p. 136, 171. Ders., in Report of National Museum for 1893, 722. Jäschke, Dictionary, p. 159. — Sollte die bei Desgodins (Le Thibet, p. 392) genannte Wurzel *ching tsa,* die bitter schmeckt und zum Gelbfärben benutzt wird, nicht radix Rhei sein? S. a. Tomaschek, Sitz. Wiener Akad. 1888, 756.

7) Rockhill, Diary, p. 136, 171, 275. Ders., in Report Nat. Mus. for 1893, 722.

8) Rockhill, The Land of the Lamas, p. 283, 284. Ders., Diary, p. 43. Ders., in Report Nat. Mus. for 1893. 722.

9) Hooker, Himalayan Journals, II, p. 78.

Nr. 18, medicinische Verwendung unbekannt Die Droge wird wohl auch von R. Manjit Roxb. genommen.[1])

Saussurea tangutica Maximovitch. Die Eingeborenen behaupten, dass sie nur auf der Westseite des Berges Gam la (Osttibet) wachse; ein Infus der Blätter ist als Tonicum und Aphrodisiacum im Gebrauch.[2]) Nach Jäschke wird im *Lhan thabs* auch eine kleine Saussurea erwähnt.[3]) Die Saussurea-Arten gehören nach dem natürlichen System zu den Cynareae (Fam. Compositae).

Semen Arecae, Betelnuss (Areca catechu L.), *gla gor zho sha.*[4]) Rehmann hielt die unter dieser Bezeichnung gehenden Samen (Nr 52) für die Samen von Mimosa. Sollte hier vielleicht von seiten der Worterklärung oder Sacherklärung eine Verwechslung der Areca catechu mit der früher zu Mimosa gerechneten Acacia catechu vorliegen?

Sirupi führt das *rGyud bzhi* an: 15 gegen warme, 5 gegen kalte Krankheiten.[5])

Suppen gelten in den Vier Tantra als Anodynica bei Windaffektionen. Man stellt dieselben her aus Knochen, Fleisch, Butter, Wein, Melasse.[6])

Taxus nucifera. Als dessen Frucht wird von Rehmann seine 56. Droge *snying zho sha* angesehen. *Snying zho sha* heisst wörtlich „herzförmige Frucht“ und wird nach einem tibetischen Text als sympathetisches Heilmittel gegen Herzkrankheiten benutzt.[7])

Tribulus L. Für den Samen von Tribulus terrestris L. (eher Tr. languinosus L. Centralasien) hielt Rehmann seine Droge Nr. 29, die die Aufschrift *gze ma* trug; *gze ma* ist nach Jäschke und Desgodins eine gehörnte, dornige Wasserpflanze (nach Desgodins auch *rva mgo,* Stachelkopf genannt). Sollte dies vielleicht die gehörnte Wassernuss, Trapa natans L. oder Trapa bicornis L. sein, die man wohl auch als Tribulus aquaticus bezeichnet, und Rehmanns *gze ma* demnach der Samen von Trapa sein?

Unguenta medicata, *byug pa,* sind im *rGyud bzhi* genannt.[8])

---

1) Jäschke, Dictionary, p. 436.

2) Rockhill, Diary, p. 323, 383. — Die Chinesen nennen diese Pflanze hsüeh lien, Schneelilie, Schneelotus. Wie sich damit Rockhills Angabe (Diary, p. 67), dass auch Calosanthes indica bei den Chinesen hsüeh lien, Schneelotus, heisse, vereinigen lässt, ist nicht abzusehen.

3) Handwörterbuch, S. 585.

4) B. Laufer, in Mémoires de la Société Finno-Ougrienne, XI, p. 102, s. v. *zho sha.*

5) Journ. As. Soc. Beng., IV, 18.

6) Ebenda, 4.

7) B. Laufer, in Mém. Soc. Finno-Ougrienne, XI, p. 48, 102.

8) Journ. As. Soc. Beng., IV, 19.

Vina medicata schreiben die Vier Tantra gegen Affektionen vor, bei denen der Wind im Überschuss vorhanden ist. Es gibt 19 Arten.[1])

Zingiberis rhizoma, *sga*, Rehmann Nr. 5, wird gegen Magenübel gebraucht. Kirilov sah den Ingwer bei den Mongolen im Gebrauch.[2]) Rehmanns Nr. 6, *sga skya*, soll möglicherweise radix Cassumnar sein (von Zingiber Cassumnar Roxb., früher offizinell als Zedoaria lutea). Der Geschmack unterschied sich nach Rehmann nur durch das Stechendreizende des Ingwers von der offizinellen Zittwerwurzel. Jäschke führt *sga skya* nach dem medicinischen Werk *Lhan thabs* als Ingwer an (Jäschke mit Fragezeichen).[3])

Einige wenige von Rehmanns Medikamenten sind hier fortgelassen, weil sie sich noch nicht bestimmen liessen.

Balneologisches.

Die Anwendung von Bädern ist keine Seltenheit in der lamaischen Medicin, trotzdem den Tibetern im allgemeinen nicht gerade grosser Reinlichkeitssinn nachgerühmt wird. Im Oktober, zur Zeit der Konstellation *skar-ma rib-ci*, wird unter feierlichen Ceremonieen an den Quellen und Seen Tibets das Wasserfest gefeiert, an das sich eine Art Jahrmarkt und Karneval anschliesst; während dieser Zeit badet alles, Gesunde und Kranke, weil *Sangs-rgyas sman-pai rgyal po*, d. h. der Buddha, der König der Ärzte, der Medicinbuddha, der als Gründer der medicinischen Wissenschaft in Tibet gilt, in dieser Jahreszeit zu baden pflegte.[4]) Aus Reiseberichten wissen wir, dass viele natürliche, meist heisse Quellen bei den verschiedensten Arten von Krankheiten aufgesucht werden. Ausserdem werden auch gewöhnliche Bäder hergestellt, zu welchem Zweck man heissgemachte Steine in den Wasserbehälter legt, ein Verfahren, das Saunders in Bhutân, Kirilov im Lande der Burjaten beobachtete.

Unter den Quellen des eigentlichen Tibet sind uns mehrere nebst ihrer medicinischen Anwendung beschrieben. In gTsang fand Turner eine heisse Quelle, die von Kranken aller Art und von

1) Journ. As. Soc. Beng., IV, 19.
2) Kirilov, in Bote für Socialhygiene, 1892, 105.
3) Dictionary, p. 113.
4) Jäschke, Dictionary, p. 20. Waddell, The Buddhism of Tibet, Lond. 1894, p. 509, 510.

Altersschwachen stark besucht wurde. Der Patient musste sich einige Minuten bis zur Brust in das Wasser stellen und sich beim Verlassen des Bades sofort in warme Kleider hüllen. Die Quelle hatte Schwefelgeruch.[1]) Ebenfalls in gTsang wurden drei Quellen gefunden, die Alaun- und Silenverbindungen enthielten und eine Reihe von Krankheiten heilen sollten. Bei Seluh in gTsang liegt nach Saunders eine heisse Quelle, die als Heilquelle gegen Syphilis, Rheumatismus und Hautkrankheiten weithin gerühmt wurde.[2]) Zwischen gTsang und dBus sind mehrere heisse Quellen, welche von Haut- und Gichtkranken besucht werden; solcher Quellen soll es sehr viele östlich vom Manasarovara-See geben.[3]) Am Berge Tantla sah Huc mehrere heisse schwefelhaltige Quellen, aus denen von Zeit zu Zeit das Wasser säulenartig emporstieg, also Sprudel, wie wir sagen. Die Lama verordnen den Patienten den Gebrauch der Quellen sowohl zur Trink- als Badekur.[4]) An den Ufern des La chen befanden sich zu Hookers Zeit mehrere heisse Sprudel. Die Patienten blieben drei Tage hintereinander in dem Wasser und verliessen es nur, um in einem kleinen Schuppen etwas Nahrung zu sich zu nehmen.[5]) Osttibet hat westlich von Bathang eine warme Quelle, die gegen Hautkrankheiten empfohlen wird.[6]) Für Bhutân nennt uns Turner eine Quelle bei Ghasa, die so heiss war, dass man es nicht einmal kurze Zeit in derselben aushalten konnte; nur heilige Männer wie die Mönche, so sagte man, seien imstande, diese Quelle zu benutzen.[7]) Auch bei Wandepore finden sich zwei warme Quellen, deren Eigenschaft, Krankheiten aller Art zu heilen, hoch gepriesen wird.

In der jetzt englischen Besitzung Koonawur im westlichen Himalaya sind zahlreiche heisse Quellen, von denen die berühmteste Zung sum ist. An jeder Quelle sind grosse Steine aufgestellt, auf denen die Krankheiten, welche das Wasser heilt, und die Verordnungen für die Badegäste betreffs Trink- und Badekur verzeichnet sind.[8])

Bei den Mongolen heilt man vorzüglich die Augenkrankheiten durch Bäder, und zwar meist durch kalte. Man nennt deshalb die Quellen von 1—5° C. Temperatur Augenquellen. Aber man nimmt

1) Turner, Account of an embassy, p. 220. Turners Ortsnamen lassen sich nicht stets ohne weiteres mit den schrifttibetischen identificieren.

2) Ibid, p. 402, 403.

3) Csoma, Geogr. notice of Tibet, Journ. As. Soc. Beng., I, 126.

4) Citiert nach Jaquot, in Gaz. méd. de Paris, 1854, 610.

5) Hooker, Himalayan Journals, II, p. 126.

6) Gill, The River of Golden Sand, II, p. 124.

7) Turner, l. c. p. 137.

8) Gerard, Account of Koonawur, London 1841, p. 142, 143.

auch jede Art von Mineralbädern gegen Augenleiden. Mit den heissen Quellen will man die kalten Krankheiten heilen.[1])

Im Lande der Torgoten ist eine Quelle, Archan Buluk, d h. Quelle der Heilung, zu der besonders rheumatische Kranke ziehen. Ein Lama hat dort seine Hütte als „Direktor und Diener der Badestation", wie Bonvalot sich ausdrückt.[2])

Chirurgie.

Mit den chirurgischen Verletzungen erscheinen die Vier Tantra ziemlich vertraut. Sie kennen die Verletzungen durch Projektile und Werkzeuge; die Therapie besteht in Excision der verletzten Stelle. Ein Kapitel ist den Kopfverletzungen gewidmet, ein zweites den Verletzungen des Halses, wobei auf die Wichtigkeit der dort liegenden Organe hingewiesen wird, ein drittes den Verletzungen von Brust und Bauch, ein viertes den Verletzungen der Extremitäten. Unter dem Abschnitt der kleinen Krankheiten werden genannt: Kontraktur der Sehnen, Verbrennung, Verletzungen durch Nadeln, Verschlucken von Nadeln und Pfeilspitzen, Steckenbleiben eines Knochens, einer Gräte in der Kehle, Hineinkriechen eines Insekts in das Ohr, Schwellung der weiblichen Brustwarze u. s. w. Die wichtigsten chirurgischen Manipulationen sind der Aderlass und das Brennen; der erstere findet seine Verwendung in heissen Krankheiten: es gibt 77 Venen, die man zu diesem Zweck eröffnen darf.[3]) Saunders berichtet, dass man gegen Kopfschmerzen am Halse zur Ader liess; gegen Schmerzen im Arm und in der Schulter machte man die Venaesectio an der Vena cephalica; gegen Brustschmerzen an der Vena mediana; Schmerzen im Bauch erforderten den Aderlass aus der Basilica und die in den unteren Extremitäten den Aderlass am Knöchel. Kaltes Wetter verbot den Aderlass; auch hatte man für diese Operation besondere glückliche und unglückliche Tage.[4]) Auch Huc sah den Aderlass häufig. Bei den Mongolen beobachtete Kirilov die Venaesectio. Als das Aderlass-Instrument gibt er eine Beillancette (?) an.[5]) Seiner Ansicht nach steht aber das Schröpfen

1) Kirilov, in Bote für Socialhygiene, 1892, 111.
2) De Paris au Tonkin à travers le Tibet inconnu, Paris 1892, p. 37.
3) Journ. As. Soc. Beng, IV, 16, 17, 18, 19.
4) Saunders, bei Turner, Account of an embassy, p. 414.
5) Kirilov, in Bote für Socialhygiene, 1892, 109.

heute bei den Mongolen im Vordergrund. In Bhutân setzte man nach Saunders zum Schröpfen ein Ochsenhorn in der Grösse eines Schröpfkopfes auf und sog die Luft durch eine feine Öffnung an der Spitze des Hornes mit dem Munde aus; darauf skarificierte man die Stelle, auf der das Horn gesessen hatte. Das Schröpfen auf dem Rücken galt als ein specifisches Mittel gegen schmerzhafte Schwellung des Kniegelenks.[1]) Von Huc und Landor wird dieselbe Methode berichtet, nur mit dem Unterschied, dass man die Haut zuerst skarificierte, bevor man das Horn darauf setzte.

Das zweite wichtige chirurgische Mittel ist das Brennen; man brennt nach den Vier Tantra bei kalten Affektionen. Eine Beschreibung dieser Heilmethode, die in Tibet so gut verbreitet ist wie sonst in Asien (Moxa der Japaner und Chinesen), finde ich nur von Traill für Kumaon und bei Landor, der allerdings allerhand Absonderlichkeiten darüber erzählt.[2]) In Kumaon appliciert man einen Knäuel brennenden Wergs oder eines ähnlichen Materials auf den Nacken, die Brust oder die Magengrube. Das Glühen mit dem Eisen ist dort selten.[3]) Jäschke citiert ein Wort für Moxa *me btsa*, nach *Lhan thabs*.[4]) Das 21. Kapitel des *Man ngag rgyud* (dritter Teil des *rGyud bzhi*) behandelt die fünf Methoden der Moxa-Anwendung.[5])

Von anderen Operationen erwähnten wir bereits früher die Inokulation ($_c$*brum nad* $_o$*tshog pa*, Blattern einimpfen, wörtl. Blatternkrankheit durchbohren),[6]) das Eröffnen syphilitischer Bubonen, die Lithotomie. Sonst ist im ganzen nicht viel von Operationen der lamaischen Ärzte bekannt geworden. Was sie also in dieser Beziehung leisten mögen, steht dahin. Immerhin ist ihr Schatz chirurgischer Instrumente nicht klein. Dem Pandit *Çâradâ Prasâd Banerji* verdanken wir einige Mitteilungen über dieselben.[7]) Aus seinen Abbildungen zu schliessen, scheinen die Instrumente zum Teil indischen, zum Teil europäischen Ursprungs zu sein. Ihre Bezeichnungen sind von der Ähnlichkeit hergenommen, die sie mit alltäglichen Dingen

---

1) Saunders, bei Turner, Account of an embassy, p. 414.

2) Landor, l. c. S. 282, 283—286.

3) Traill, in Asiat. Researches, XVI, 215.

4) Jäschke, Dictionary, p. 434.

5) Citiert im Verzeichnis d. Handschriften im preuss. Staate I Hannover 3 Göttingen, Berlin 1894, p. 55 (Grünwedel).

6) An dieser Stelle sei zu den (Teil I, S. 31) angeführten Methoden der Variolation die von Ramsay (Western Tibet, p. 72) für Ladâkh angegebene nachgetragen: Die Ladâkhi trinken eine kleine Quantität pulverisierter Borken von menschlichen Pocken in Wasser verrührt.

7) A note on the illustrations of the surgical instruments of Tibet (3 plates), in Journ. of the Buddhist Text Soc. of India, Calcutta 1894, vol. II, part III, Proceedings p. IX, X.

haben: sie heissen Blatt, Hirsekorn, Vogelschnabel, Tiermaul u. s. f. Der Verwendung nach unterscheidet man Instrumente zur Venaesectio, zum Kauterisieren, Sägen, Schneiden, Punktieren, Bohren. Die Handgriffe sind reichlich, zum Teil phantastisch verziert. Leider sind die weiteren Angaben über die Instrumente so verworren und die im Text gegebenen Nummern stimmen so wenig mit denen der drei beigegebenen Tafeln, die übrigens selbst manche Unklarheiten aufweisen, überein, dass man sich von dem Instrumentarium der Tibeter und dessen Herkunft doch keine rechte Vorstellung machen kann; manche im Text gegebene Nummern sucht man vergeblich unter den Abbildungen. Jäschke erwähnt nach dem *bshad rgyud* ein Instrument *rus pa* ₒ*bugs pai sor* (wörtl. Bohrer zum Durchbohren von Knochen), das er als eine Art Trephine deutet.[1]) Unter Nr. 39 und 40 führt Banerji zwei Bohrinstrumente auf, von denen Nr. 39 nur einen blossen Stab ohne jedes Bohrgewinde darstellt, während Nr. 40 fehlt.

Die spärlichen Nachrichten über Geburtshilfliches in Tibet seien gleich hier angeschlossen. Bei der Diagnose in der Schwangerschaft handelt es sich nicht so sehr um die Erkenntnis der Schwangerschaft überhaupt oder des Monats der Gravidität, als vielmehr um die Feststellung des Geschlechtes des zukünftigen Kindes. Als Regeln stellt das *rGyud bzhi* folgende Beobachtungen auf. Ist die rechte Weiche der Schwangeren hoch und der Leib leicht, so ist ein Sohn zu erwarten; ist hingegen die linke hoch und der Leib schwer, so wird eine Tochter geboren werden. Haben beide Weichen der Mutter gleichen Stand, so handelt es sich um einen Hermaphroditen; steht aber die Mitte des Bauches oder stehen beide Weichen hoch, so werden daran Zwillinge erkannt.[2]) Doch gibt es auch Mittel, um willkürlich das Geschlecht des Foetus zu beeinflussen. Die Tibeter haben nämlich mystische Zauberformeln der buddhistischen Mahâyâna-Lehre, welche die Kraft haben, alles hervorzubringen, die sog. Dhâraṇî's; und so gibt es auch solche, welche die Geburt eines Knaben oder einer Tochter bewirken, wenn man sie während der

1) Dictionary, p. 580. Bei Erwähnung der Instrumente für Knochen- oder gar Schädeloperationen sei einer Bemerkung gedacht, die vielleicht auf die Möglichkeit einer Bekanntschaft der Tibeter mit der Trepanation hinweisen mag. In den Erzählungen des tibetischen Kanjur spielt der Inder Jivaka (tib. ₒ*Tsho byed)*, der uneheliche Sohn des Abhaya und Enkel des Königs Bimbisâra, eine Rolle, der in Takshaçilâ unter dem Arzte Âtreya besonders die Kunst des Schädelöffnens (Trepanation?) studierte (Annales du Musée Guimet, II, 172); später wurde derselbe Leibarzt des Königs und erlangte als Kinderarzt grossen Ruf (Hoernle, The Bower Manuscript, p. 176, note 391).

2) Journ. As. Soc. Beng., IV, 7.

Schwangerschaft liest.[1]) Das *rGyud bzhi* soll ferner eingehend die Diagnose und Symptome der beginnenden Geburt darstellen.[2])

Was die praktische Geburtshilfe betrifft, so fanden sich kaum irgend welche Bemerkungen erheblicher Bedeutung. Jäschke ist der Ansicht, dass die tibetische Geburtshilfe sich kaum auf die künstliche Entbindung eines lebenden Kindes versteht. Hingegen scheint die Extraktion eines abgestorbenen Foetus oder eines toten Kindes grössere Bedeutung zu haben. Sowohl Jäschke wie Banerji nennen einen Löffel, den man zu diesem Zweck benutzt, *mngal thur* (*mngal* Uterus, *thur* Löffel). Nach Banerji, der diesen Löffel unter Nr. 47 erwähnt, leider aber die Abbildung desselben vergisst, ist derselbe gleich unserem Forceps mit der Beckenkrümmung versehen.[3]) Die Redewendungen *mngal rlugs-pa byed-pa,* nach Csoma to cause abortion, und *phru gu skyur pa,* nach Ramsay to commit abortion (wörtl. das Kind herauswerfen), deuten vielleicht auf Anwendung des künstlichen Abortus.[4])

Veterinärmedicinisches.

Die Haustiere Tibets sind das Pferd, der Esel, das Maultier, der zahme Yak (bos grunniens L.), die Ziege, das Schaf, der Hund, das Huhn; bei den Mongolen kommt das Kamel hinzu.

Huc rühmt den Tibetern grosse Geschicklichkeit in der Behandlung kranker Haustiere nach. Man gab zu seiner Zeit den Tieren Dekokte per os, per nares, per anum. In die Nase oder den Mund setzte man die mit einer Öffnung versehene Spitze eines Ochsenhornes, durch das man das Medikament einlaufen liess. Zu Darmeingiessungen (*bsu sman*) benutzte man als Kanüle ebenfalls ein Horn, an das man eine grosse tierische Harnblase in Vertretung unseres Gummiballons befestigte. Die tierheilkundigen Lama operierten auch vielfach am Bauch, am Kopf, an den Schläfen, Ohren, Lippen und Augen kranker Tiere. Als Instrument benutzten sie ein Messer oder die Pfrieme, die sie stets am Gürtel tragen; diese Pfrieme wird sonst im täglichen Gebrauch zum Reinigen der Pfeife, zum Anpassen des Sattelgurtes und zu ähnlichen Zwecken verwendet. Be-

1) W. Wassiljew, Der Buddhismus, seine Dogmen, Geschichte u Litteratur, St. Petersburg 1860, S. 194 (Übers.). Über Dhâraṇi's im allgemeinen s. ebenda, S. 158 ff.

2) Journ. As. Soc. Beng., IV, 7.

3) Jäschke, Dictionary, p. 132. Banerji, l. c. p. X.

4) Jäschke, Dictionary, p. 132. Ramsay, Western Tibet, p. 1.

sonders wird eine Operation erwähnt, die an der Conjunctiva bulbi der Maultiere vorgenommen wurde, um kleine Geschwülste zu entfernen, die man als Hühnerkot wegen der Ähnlichkeit mit diesem bezeichnete.[1]) Das Horn als Medikamententrichter sah auch Bonvalot bei Pferden und Yaks anwenden. Wenn diese erkrankten, so goss man ihnen damit in das Maul einen Brei, den man aus einer Art Rüben herstellte.[2]) Dem Reisenden Littledale erkrankte ein grosser Teil seiner Pferde; eines derselben liess er von einem Tibeter behandeln: dieser goss dem Pferd eine Flüssigkeit in die rechte Nüster, wobei er erklärte, bei Stuten sei die linke zu wählen. Und, fügt der Autor hinzu, das so behandelte Tier war das einzige, das wieder genas.[3]) Ein Safrandekokt mit Salz sah Rockhill einem kranken Pony auf die Nüstern reiben;[4]) durch den Sattel wundgeriebene Stellen bestrich man mit warmem Urin oder Thee.[5]) Die mongolischen Tierärzte benutzen vielfach, besonders in der Behandlung der Kamele, den Rhabarber.[6])

Religiöses und Schamanisches in der lamaischen Heilkunde.

Man hat sich seit geraumer Zeit daran gewöhnt, von einer suggestiven Therapie oder von einer psychischen Behandlung der Kranken zu reden, und versteht darunter die Einwirkung auf die Empfänglichkeit des Patienten für Eindrücke, die das gesprochene Wort, die thätige Hand, nicht zuletzt auch die äussere Erscheinnng des Arztes hervorrufen. Und man betont die Wichtigkeit dieser Behandlungsart, hält sie für neu, predigt sie als neu, als jüngste Errungenschaft; doch ist dem nicht so. Diese Art ärztlicher Behandlung hat man seit den ältesten Zeiten überall gekannt und geübt; und man kann nicht einmal sagen, dass unsere dabei angewandten Mittel erheblich feiner wären als die der früheren Völker oder der

1) Cit. nach Jaquot, in Gaz. méd. de Paris, 1854, 676.

2) Bonvalot, De Paris au Tonkin à travers le Tibet inconnu, Paris 1872, p. 371.

3) Littledale, A journey across Tibet, from north to south and west to the Ladâkh. Geogr. Journ., VII, 471.

4) Rockhill, Diary, p. 139.

5) Ibid., p. 104.

6) Ibid., p. 48. Rockhill, The Land of the Lamas, p. 284. Über Beschwörungen bei Viehkrankheiten vergl. B. Laufer, in Mémoires de la Soc. Finno-Ougrienne, XI, p. 86.

jetzt lebenden, aussereuropäischen Völker, die man gemeinhin als minderbegabt erachtet: unsere Mittel entsprechen eben unserem Milieu.

Dieses mächtigen Faktors in der Behandlung Kranker bedienten und bedienen sich auch die Lama, und woher sollten sie die Mittel für diese Therapie nehmen, wenn nicht aus ihrer Religion, deren Vertreter sie doch sind? Ob sie dies mit Bewusstsein thun, ist eine andere Frage. Genug, das Volk in Tibet ist für diese grobsinnlichen Einflüsse empfänglich. Und so entstand jenes Gemisch empirischer Pharmakotherapie und magischer Heilkunde, das wir in der lamaischen Medicin vor uns sehen. Auch diese Erscheinungen, die der Religion, überhaupt der Lehre vom Überirdischen entstammten Heilprinzipien, muss die Geschichte der Medicin als Teil der menschlichen Kulturgeschichte zu verstehen suchen und darf sie nicht mit überlegenem Lächeln ausser acht lassen.

Wir haben ein buddhistisches und ein vorbuddhistisches Element in dieser magischen oder religiösen Medicin Tibets zu unterscheiden; das vorbuddhistische bezeichnet man landläufig als schamanisches. Die Verbindung beider Elemente ist eine innige, unzertrennliche. Hat man doch in den buddhistisch-lamaischen Klöstern die Errichtung besonderer Lehrstätten für Magie und magische Heilkunde gestattet, aus denen die früher erwähnten Magier und magischen Ärzte, *Chos skyong*, d. h. Schützer der Lehre und *sNgags rams pa*, d. h. Doktoren der Zauberei, hervorgehen [1]). Die vielfach verschlungenen Fäden der indischen Mystik und der schamanischen Magie zu entwirren, ist der Forschung noch kaum gelungen. Freilich ist ein grosses Material über diese magischen Gebräuche zusammengetragen, ein so umfangreiches, dass die engen Grenzen dieser Abhandlung eine ausführliche Besprechung desselben verbieten. Es genüge hier vorläufig der Hinweis auf diesen Teil der lamaischen Heilkunde. Erwähnt wurden bereits die indisch-buddhistischen Amulette gegen Krankheiten, die der alten Bonreligion entstammenden Vorstellungen von der Entstehung des Aussatzes und seiner Heilung, die Manipillen, die Pillen aus den Excrementen der grossen Lama u. ä. Dahinzu kommen Gebete an den Medicin-Buddha, *sMan bla* oder *Sangs-rgyas sman pai rgyal po* [2]), das Vorlesen heiliger

1) S. Beiträge zur Kenntnis der tibet. Med. I, S. 18. Pander, in Zeitschrift für Ethnologie 1889, 48.

2) Grünwedel, Mythologie des Buddhismus in Tibet u. der Mongolei, Lpz. 1900, S. 118 und Abbild. 93, 94, 95, 96. Die Gläubigen sollen auch an der Figur des Medicinbuddha die Stelle reiben, die sie selbst schmerzt. Pander-Grünwedel, Das Pantheon des Tschangtscha Hutuktu, S. 70, 74. E. Schlagintweit, Le Bouddhisme au Tibet, Annales du Musée Guimet III, 265. Der Sanskritname des *sMan bla* ist Baishajyaguru, der mongolische *Ototschi*.

Bücher[1]), das Recitieren von Dhâraṇis, vornehmlich derer aus dem Kanjur[2]), Ceremonieen am Krankenbett mit Tänzen, Musik- und Lärminstrumenten[3]), das Wegblasen der Krankheiten durch den geweihten Atem[4]), Opferung eines aus Mehl und Butter bereiteten Breies[5]) und andere Proceduren.

Sympathetische Vorstellungen.

In gewissem, wenn auch nicht gerade engem, Zusammenhange mit religiösen Vorstellungen steht die Idee der sympathetischen Heilungen, die ja den Glauben, vornehmlich an überirdische Einflüsse, voraussetzt. Die Litteratur, die der einheimischen, nicht-buddhistischen Bonreligion entstammt, besitzt Schriftwerke, in denen sympathetische Kuren wesentliche Bedeutung beanspruchen; zwei von diesen hier in Betracht kommenden Schriften liegen bereits in Text und Übersetzung vor[6]).

Das „Sühngedicht der Bonpo“ schildert in einem concreten Mythos den Kampf des Menschen mit der nach animistischer Anschauung von Geistern belebten Natur. Die Menschen bebauen das Land, brechen Steine und bauen Schlösser, sammeln das Wasser des Landes in Bassins, fällen Holz zum Brennen, kurz: machen das Land ur- und bewohnbar, assanieren den Boden. Bei diesem gewaltigen Eingriff in die unberührte Natur muss alles, was in der Natur lebt und webt, verletzt werden. Und der Mythos erzählt, dass deshalb die beleidigten Naturdämonen, die *Nâga*, *gNyan* und

---

1) Rockhill, Tibet, in Journ. R. Asiat. Soc. of Gr. Brit. 1891, 235 Note 2. Beigel, in Wiener med. Wochenschrift, XIII, 523. Isabella L. Bishop, Among the Tibetans, London 1894, p. 104.

2) Csoma-Wilson, Analysis of the Kanjur, in Journ As. Soc. Beng. I, 389. Wassiljew, Der Buddhismus, S 194 (Übers.).

3) Jaquot, in Gaz. méd. de Paris 1855, 426. Wise, Review of the history of medicine, II, p. 450. Beigel, l. c. 508, 523.

4) Antonio d'Andrada, Lettere annue del Tibet del 1626 e della China 1624, Rom 1628, p. 16.

5) d'Andrada, l. c p. 19. Nicolaus Witsen, Noord en Oost Tartaryen, Amsterdam 1785, I, p 326 b (2 Druck).

6) B. Laufer, *Klu ₒbum bsdus pai snying po*, eine verkürzte Version des Werkes von den Hunderttausend Nâgas, in Mémoires de la Soc. Finno-Ougrienne XI, Helsingfors 1898.

B. Laufer, Ein Sühngedicht der Bonpo, in Denkschriften der Kais. Akademie der Wissenschaften, Wien 1900, Phil.-histor. Klasse, Bd. XLVI, Abh. VII.

Sa bdag, den Menschen Krankheiten, wie Rheumatismus, Verletzungen und Verkrüppelungen, senden. Um die Geister zu versöhnen und sich selbst von den Krankheiten zu erlösen, bringen die Menschen als Opfer die Heilmittel dar, welche die Verletzungen des aus Tieren bestehenden Dämonengefolges heilen. Die Entstehung eines solchen Mythos ist wohl aus der Beobachtung eines ursächlichen Zusammenhangs zwischen der Urbarmachung des Bodens, insonderheit jungfräulichen Bodens, und gewissen dabei entstehenden Erkrankungsfällen, die sowohl durch den Boden selbst als durch die schwere, ungewohnte Arbeit bedingt sind, zu erklären. Die aufgeführten Erkrankungen der Menschen, wie Gehirnkrankheiten, Taubheit, Blindheit, Aphasie, Hand- und Fusslähmung, Gelenkrheumatismus[1]), Zwerghaftigkeit (Kretinismus?)[2]) und Verkrüppelung, lassen diese Deutung wohl zu. Die Versöhnung des Menschen und der Natur, die der Mythos darstellt, findet dann seinen Ausdruck in der allmählich eintretenden Gewöhnung der Tierwelt an die neugeschaffenen Verhältnisse und in der Assimilation des Menschen an den Boden und an die neue Lebensthätigkeit.

Während in dem Gedicht die Krankheiten der Menschen ohne Ausnahme durch Salbung mit einem Tropfen Nektar und einer Dosis Arzneisaft geheilt werden, wird die Wiederherstellung der Tiere durch sympathetische Mittel herbeigeführt. Die *klu srin*, vermutlich Schlangen[3]), denen die Augen ausgerissen waren, erlangen die Heilung durch „zweifarbiges, geschmolzenes Mecaka“, wahrscheinlich Schwefelantimon, Grauspiessglanzerz.[4]) Die abgeschnittenen Hände und Füsse der Frösche werden durch *dbang po lag pa* (wörtliche Übersetzung von Sanskrit indrahasta, Hand des Indra, oder mächtige Hand, nach Vyutpatti ein Pflanzenname; etwa „Handwurzel“ zu übersetzen) und durch *chu srin sder mo*, Klauen des Wasserdrachen, ersetzt. Die den Skorpionen ausgerissenen Stacheln finden ihren Ersatz durch Rinderhörner.[5]) Die zerschnittenen Ameisenleiber werden mit roten Baumwollfäden[6]), und die abgebrochenen Flügel der Schmetterlinge mit blauer Nâgaseide geheilt. Dass es sich bei der Heilung der Schutzbefohlenen der Naturgeister um sympathetische Kuren handelt, ist ohne weiteres klar, nur ist über die Art der Anwendung der Heilmittel nichts ausgesagt: wenn man auch bei den verwickelten Volksanschauungen über die Wirkung sympathetischer Mittel eher geneigt wäre, innerlichen Gebrauch anzunehmen, so dürfte vielleicht

1) S. v. *grum bu*, Sühngedicht S. 43.
2) S. v. *phye bo*, ibid. S. 52.
3) Sühngedicht S. 41.
4) S. v. *bzi*, ibid. S. 56.
5) Das hier angewendete tibetische Wort *ru* bedeutet sowohl Stachel wie Horn.
6) *skud dmar po*, in Mém. Soc. Finn.-Ougr. XI, S. 62.

der in Vers 298 gebrauchte Ausdruck, der wörtlich „abgeschnittene Stücke durch Anfügung des Fehlenden ersetzen" bedeutet, die Unterstellung äusserlicher Application teilweise gestatten.

„Das Werk von den Hunderttausend Nâga" hat einen ähnlichen Gedankengang, berichtet aber nicht wie das Sühngedicht einen concreten Vorgang, sondern stellt die Regeln dafür auf, wie man die beleidigten Nâga versöhnen kann. Nach der Anrufung der Nâga werden die zur Heilung notwendigen Medikamente dargebracht. Die Methoden, nach denen die verletzten und erkrankten Nâga geheilt werden sollen, sind ähnliche wie die im Sühngedicht angeführten. Es werden geheilt: abgeschnittene Haupt- und Barthaare durch Fichtennadeln und Bambusblätter, Gliederverletzungen durch die Handwurzel, Hautabschürfungen durch Schlangenhaut[1]). Bluterkrankungen finden ihre Heilung durch Zinnober und Quecksilber[2]), Klauenverletzungen durch Wasserdrachenklauen, Zerreissung der Muskelfasern durch Mähnenhaare und Flaumfedern[3]), Knochenbrüche durch Muschelschalen und Zahnstein, Aderbrüche und Serumerkrankungen[4]) durch rote Baumwollfäden, Nervenverletzungen durch Muskatnuss und Kalmuswurzel. Einäugigkeit wird durch weisse und schwarze Gewürznelken beseitigt[5]), Gehirnverletzung durch Meerschaum[6]), Zahn- und Fingerverletzung durch Kârṣâpaṇa-Münze.[7]) Fleischverletzungen erheischen die Behandlung mit der Glagorfrucht (Arecanuss?[8]), Nierenerkrankungen mit der nierenförmigen Frucht (Bohne?[9]), Fettkrankheiten mit weissem Guggula[10]). Ver-

1) Vgl. hierzu Pallas' Bemerkung, dass man bei den Kalmüken Schlangenhaut auf bösen Grind auflege. Samml. histor. Nachr. über die mongolischen Völkerschaften I, S. 170.

2) Über Quecksilber s. v. *lcog la*, Mém. Soc. Finn-Ougr. XI, S. 72, wo übrigens an Stelle von Quecksilberoxyd Schwefelquecksilber (Merkurisulfid zu setzen ist. Der Deutung von *lcog la* als Quecksilber ist immerhin entgegenzuhalten, dass die Tibeter möglicherweise den Zusammenhang zwischen Zinnober und Quecksilber nicht kennen: nach Saunders (bei Turner, Account of an embassy to the court of the Teshoo Lama p 410) verstehen sie es wenigstens nicht, aus dem Zinnober das Quecksilber herzustellen.

3) S. v. *rngo rgyus*, in Mém. Soc. Finn.-Ougr. XI, S. 70. Nach einer mir neuerdings mündlich geäusserten Vermutung von B Laufer ist jedoch statt *rngo rgyus* an dieser Stelle *rdo rgyus* zu lesen, was nach Kowalewskis mongolischem Wörterbuch, S. 2161, Asbest (wörtl. Steinfasern) bedeutet Asbestfasern als Heilmittel für zerrissene Muskelfasern würden den sympathetischen Vorstellungen der Tibeter wohl entsprechen. Über die Auffassung des Asbests als eines tierischen Produkts, s. Hirth, China and the Roman Orient, p. 249 sq

4) S. Beiträge z. K. der Tibet Medicin I, S. 87.

5) S. v. *gzir*, in Mém Soc. Finn-Ougr. XI, S. 102.

6) S v. *rgya mtshoi sbu-ba*, ibid. S. 92.

7) Ibid. S. 61.

8) S. v. Semen Arecae, im Kap. „Die Heilmittel des Pflanzenreichs"

9) S. v. Phaseolus, ebenda.

10) S. v. Bdellion, ebenda.

letzungen der Farbe werden durch Pfauenfederaugen wiederhergestellt, Schädelverletzungen durch eine Handvoll Salbe, und Lippenverletzungen durch blauroten Utpala-lotos[1]. Eingeweide-Erkrankungen schwinden unter der Behandlung mit Nâgakesara, Nâgapuṣpa[2], weissem und schwarzem Sesam, Safran, weissem und rotem Sandelholz, Zucker, Zuckersyrup, Honig, geronnener Milch und Butter. Die letztgenannten Medikamente sind auch zur Behandlung anderer Krankheiten dienlich.

Nicht alle in diesem Werk genannten Medikamente erscheinen uns als sympathetische Mittel, wie Muskatnuss, Kalmuswurzel, Gewürznelken, Nâgakesara u. a. Doch darf man die sympathetische Natur auch dieser Heilmittel nicht ohne weiteres in Abrede stellen, weil wir die Vorstellungen der Tibeter von der Wirkung dieser Arzneien und der Beziehung derselben zum Organismus nicht kennen. Immerhin erscheint allerdings bei der Betrachtung der erwähnten Medikamente die Annahme empirischer Therapie näher zu liegen.

Wiewohl sich in beiden Werken die sympathetische Behandlung auf Naturdämonen und Tiere bezieht, so glauben wir uns doch berechtigt, darin auch einen Zweig bei Menschen angewandter Therapie zu sehen, wenn man nicht dem für die heutige historisch-ethnographische Betrachtung menschlicher Vorstellungen ungeheuerlichen Gedanken Raum geben will, dass die aufgeführten Heilmethoden nur das Werk reiner Gedankenverbindung, reiner Phantasie seien. Die therapeutischen Beobachtungen eines Volkes wie der Tibeter gehen nicht über die Beobachtungen am eigenen Leibe hinaus, und die anthropomorphe Vorstellung, die ein solches Volk von Naturgeistern und Tieren hinsichtlich ihres Organismus besitzt, gestattet nicht, für diese eine andere Art der Heilung auszudenken als für den Menschen. In diesem Lichte gesehen erscheint auch an dieser Stelle der Hinweis auf die sympathetische Medicin nicht als müssiges Spiel. Und die Überzeugung zieht immer grössere Kreise, dass man vielleicht einst, nach grösseren Vorarbeiten und mit grösseren Kenntnissen, die Ent-

1) S. v. Lotos, ebenda.

2) S. Mém. Soc. Finn-Ougr. XI, S. 84. Nâgakesara ist bei Rehmann unter Nr. 86 und Nâgapuṣpa unter Nr. 87 (s. v. Lotos, in Kap „Die Heilmittel des Pflanzenreichs") erwähnt. Nr. 86 nennt er eine längliche Fruchtkapsel unbestimmter Herkunft, Nr. 87 die sauersüsse Frucht einer Rose. Beide Pflanzennamen sind Sanskritwörter, und es bezeichnet nach Boehtlingk: nâgakeçara (kesara) = nâga, Mesua Roxburghii Wight, sowohl den Baum als dessen wohlriechende Blüte; nâgapuṣpa bedeutet 1. Rottlera tinctoria Roxb. (Kamala, Mallotus philippinensis Müll. Arg.), 2. Mesua Roxburghii Wight, 3. Michelia champaca L. Hoernle gibt sowohl für (Nâga)-kesara wie Nâgapuṣpa die Bedeutung Mesua ferrea L. (Bower Ms. p. 85, 91 etc.). Es würde sich demnach um unsern Eisen- oder Nâgabaum handeln, dessen nach Veilchen duftende Antheren das Nagakassar unseres Handels bilden (kesara = Staubgefäss, Pistill).

stehung einer Reihe von unseren therapeutischen Mitteln auf diese im Dunkel der Natur tastenden, Mystik und Rätsel suchenden Anfänge der Heilkunde wird zurückführen müssen. Aber hier sei nicht so sehr diese medicinisch-historische oder kulturhistorische Bedeutung der sympathetischen Heilmethoden hervorgehoben, als vielmehr die Möglichkeit, bei förderem Eindringen in die Kenntnis dieses Zweiges der Heilkunde der Tibeter, insonderheit der Bonsekte, die ursprüngliche tibetische Medicin von den fremden, indischen und chinesischen, Einflüssen scheiden zu lernen.

Anhang.[1]

Sarveçvararasâyanarogaharaçarîrapuṣṭakanâma.

Tanjur, Sûtra, Bd. 123, fol. 1—3a.[2])

(Exemplar des Asiatischen Museums zu St. Petersburg.)

Über das Elixir Sarveçvara, welches alle Krankheiten bezwingt und die Körperkräfte vermehrt.

Vor dem Allwissenden[3]) verneige ich mich.

Zuerst soll Quecksilber zum Zweck der Reinigung mit Ziegelstaub[4]) vermischt und durch siebenmalige Verbindung mit demselben gereinigt werden. Während dieser Zeit soll täglich geräuchert werden. Durch die Milch des Baumes Akon soll es durch siebenmalige Verbindung gereinigt werden. Während dieser Zeit soll täglich geräuchert werden. Ferner soll mit der Milch des Baumes Be'un geschehen wie vorher. Mit dem Saft des dornigen Kaṇṭa[5]) genannten Baumes soll geschehen wie vorher. Mit dem Saft von Kumârî[6]) soll geschehen wie vorher. Mit dem Saft von Citra[7]) soll

---

1) Als Probe aus der Litteratur indisch-tibetischer Medicin soll der folgende kleine Tanjur-Traktat dienen, der von meinem Bruder übersetzt und mir zur Veröffentlichung überlassen wurde.

2) Vergl. G. Huth, Verzeichnis der im tib. Tanjur, Bd. 117—124, enthaltenen Werke. Sitzungsberichte der Preuss. Akad., 1895, S. 271.

3) Sanskrit: sarvajña, ein Attribut Buddhas

4) Tib.: *so phag gi phye ma*. Vyutpatti, fol. 282b² *so phag* = iṣṭakâ, Ziegel, insbes gebrannter Backstein. Vergl auch Wise, History of Medicine, I, p. 213.

5) Kaṇṭa (Skr.) bedeutet „Dorn"; kaṇṭaphala ist nach Boethlingk-Roth a) eine Varietät von Asteracantha longifolia, b) Brotfruchtbaum, c) datura fastuosa, etc.

6) Nach Boehtlingk-Roth: Aloe perfoliata, Clitoria Ternatea, Jasminum Sambac und eine Cucurbitacee.

7) Nach Boehtlingk-Roth Bezeichnung verschiedener Pflanzen, Salvinia cucullata L., Art Gurke, Myrobalanenbaum u. a.

geschehen wie vorher. Mit dem Saft von *mDze tsha*[1]) soll geschehen wie vorher. Nachdem man mit diesen Heilmitteln gewaschen hat, ist das Quecksilber fertig.

Wenn man den Saft der dreiblättrigen, *Ling-gi*[2]) genannten Heilpflanze, deren Blüten keinen brennenden Geschmack haben, und deren Stengel eine beliebige Höhe haben dürfen, ausgegossen und dieselbe durch Pressen getrocknet hat, so werden sie gerade wie ein Faden werden.

Um Kupfer zu reinigen, mache man dünne Platten daraus und weiche es sieben Tage lang in einer Säure[3]) ein. Ebenso verfahre man mit Buttermilchnudeln[4]) in einer Flüssigkeit. Sie sollen gut gewaschen werden. Darauf mache man Kupfer und Schwefel zu gleichen Teilen und schliesse sie so in ein Thongefäss ein, dass der Rauch nicht entweichen kann.

Um Blei zu reinigen, verfahre man mit dem Saft von Pong wie vorher.

Um Eisen zu reinigen, werfe man drei Körner in das Wasser einer Kuh, mache jene platt und lege sie hinein. Das Hineingelegte ist zu verbrennen.

Später verfahre man ebenso mit Kupfer, indem man gleichfalls drei Körner hineinlegt.

Um Talk[5]) zu reinigen, pulverisiere man es fein und verfahre damit wie mit dem Kupfer, indem man es in eine Säure legt.

Mit den Blättern von Aradha, die ein wirksames Medikament sind, verfahre man wie mit Kupfer. Kuhdünger soll darüber geschüttet werden.

Um den Stein Ammonit zu reinigen, soll mit den Blättern von Kṣirikandha täglich siebenmal geräuchert werden.

Geschmolzene Butter soll man in *Tshandhe*[6]) legen und verfahren wie vorher mit Kupfer. Wenn sie weiss geworden, ist sie fertig gereinigt.

Um Silber zu reinigen, soll man mit dem Saft von *Nirbisi* siebenmal wie Eisen reinigen.

---

1) In der chinesisch-tibetischen Pharmacopoe *sman ming bod dang rgyai skad shan sbyar ba* (Pandersche Sammlung B 304, Berlin) fol. 5b[1] wird *mdze tsha* als Medicinalpflanze aufgeführt: leider ist das zweite Zeichen der chinesischen Lesung undeutlich; das chinesische Äquivalent ist in tibetischer Schrift *pi ṣiyou* transkribiert.

2) Nach Boehtlingk-Roth ist liṅginî eine bestimmte Pflanze.

3) Tib. *skyur po* = Skr. amla (Vyutpatti, fol. 272b[3]), Säure, Essig.

4) Tib. *dar bai chur*; *chur ba* ist nach Jäschke eine Art in der Medicin vorkommender, aus gekochter Buttermilch bereiteter Nudeln.

5) Tib. *lhang tsher* = Skr. abhrakam (Vyutpatti, fol. 275).

6) So im tibetischen Text! Vielleicht ein Skr.-Locativ. Boehtlingk hat chanda, „Gift“.

Wie Quecksilber gereinigt worden ist, so soll auch *Bhimala* gereinigt werden.

Um Gold zu reinigen, soll man mit der Flüssigkeit von *Kacana* verfahren wie bei der Reinigung von Kupfer.

Wie Gold gereinigt worden ist, so soll auch mit *Supakita* geschehen.

Nachdem man alle in solcher Weise gereinigten Dinge zu gleichen Teilen gemacht hat, bestehen die *Aba* (*Ava?*) aus drei Teilen. Indem man sie so genau verbindet, soll man ein Gemenge herstellen.

Wenn man den Kranken je vier Rati[1]) gibt, werden alle Krankheiten beseitigt. Von Sauerem und Gemüsen muss man sich enthalten, von Mehl und Brot muss man sich enthalten. Wenn man dann je vier Rati während sechs Monaten zu sich nimmt, wird man weisse Haare und Runzeln verlieren, und das Leben wird gleich Sonne und Mond sein.

Während sechsmonatlicher Schiffahrt ist man vor dem Untergang bewahrt.

Das von Çiva gelehrte kostbare Elixir ist hiermit beendigt.

Der Yogin Çivadâça aus Haridhobar und der aus Udyâna haben die Schrift in Bhutra übersetzt.

1) Rati oder rati ist nach Jäschke der Same von Abrus precatorius, als Gewicht ungefähr zwei Gran.

Übersicht des Inhalts.

I. Teil | Seite

Vorwort 5
Transkription der fremden Alphabete 6
Einleitung 7
Medicinische Litteratur 11
Die Ärzte und das Studium der Medicin 17
Anatomie und Physiologie 20
Allgemeine Pathologie 27
Specielle Pathologie und Therapie 29

II. Teil.

Diagnostik 45
Allgemeine Therapie 47
Pharmakologie und Pharmacie 49
I. Die animalischen Medikamente 51
II. Die mineralischen und chemischen Arzneimittel 54
III. Die Heilmittel des Pflanzenreiches 56
Balneologisches 72
Chirurgie 74
Veterinärmedicinisches 77
Religiöses und Schamanisches in der lamaischen Heilkunde 78
Sympathetische Vorstellungen 80
Anhang 84

Tibetischer Index.

ka ko la 58, 16.
Kun dga rgyal mtshan 14, 22.
Klu sgrub 12, 27.
bkra shis chos rdzong 31, 8.
rkang ₒbam 39, 12.
skag 64, 9.
skar ma rib ci 72, 17.
sku ₒbum 18, 28, 39. 59, 35.
skyu ru ra 67, 2.
skyur pa, phru gu — 77, 14.
skyur po 85 no. 3.
skyer khaṇḍa 62, 10.
skyer pa 62, 6.
skyes ma 62, 32.

kha ru tshva 54, 21.
kham pa 59, 6.
khong log 32, 6.
mkhan po 18, 4.
mkhal ma zho sha 67, 33.
mkhris pa 22, 20.

gi wang 52.
gu gul 59, 8. 82, 24.
gur gum 61, 29.
Gyu thog 12, 12. 20, 21.
gla gor zho sha 71, 9.
gla da ra 54, 5.
gla rtsi 53, 32.
gla rtsi me tog 54, 6.
rgya skyegs 64, 1.
rgya tshva 56, 21.
rgya tshos 63, 32. 64 no. 5.
rgyud bzhi 10, 2, 7, 24. 12. 13, 30. 20, 18. 21, 2, 6. 22, 24. 25, 20, 22. 27, 1. 28, 13. 29, 4, 24. 30, 7. 31, 23. 32, 3, 23, 30. 33, 19. 34, 3, 30. 35, 23. 37, 14. 38, 5, 27. 39, 5, 27. 40, 21. 46, 24. 47, 11. 49, 5. 55, 11, 13, 17. 59, 2. 62, 19, 22. 66, 7. 68, 3. 69, 28. 71, 15, 32. 75, 20. 76, 22. 77, 1.
sga 72, 4.
sga skya 72, 6, 10.
sgog sngon 58, 3.
sgog pa 57, 33.

dngul chu 55, 30.
mngal thur 77, 9.
mngal rlugs pa byed pa 77, 13.
sngags rams pa 18, 13. 79, 23.

cu gang 55, 20.
lca ba 70, 6.
lce myong tshva 54, 21.
lcum tsha (rtsa) 70, 12.
lcog la 82 no 2.

chu chu 70, 12.
chu ser 37, 14.
chos skyong 18, 7. 79, 22.

rJe bla ma 16, 11.

nya log 32, 5.
nye shing 70, 7.
snying chu 37, 13.
snying zho sha 71, 21.
star bu 64, 25.

dan rog 62, 3.
dar tshur 54, 26. 55, 3.
dug chen 54, 28.

dom mkhris 51, 34.
bdud rtsi lnga lum 59, 3.
bdud rtsi thig pa 14, 6.
rdo rgyus 82 no. 3.
ldong ros 54, 27.
sdig srin 53, 30.
sde pa râja 81, 7. 37, 29.

nâgakesara 83 no. 2.
nâgapuṣpa 83 no. 2.
nus pa 48, 23

pags chu 87, 18.
padmakesara 65, 32 66, 2.
pi pi ling 69, 19.
pu shel tse 58, 24.
puṣpakesara 65, 33. 66, 2
hpel (sic! nach Rockhill) gdung 68, 9, 30, 34.
spa ma 65, 6.
spos dkar 59, 18.

pho ba ri 69, 20.
phyi mai rgyud 12, 10. 16 no. 4.

ba bla 54, 27.
ba tsa 55, 22.
ba ru ra 66, 33 67, 11.
ba le ka 58, 11.
ba lu 59, 5
bad kan 22, 20
bal nad 32, 24.
Bu ston 13, 9.
bul 55, 22.
bong nga 57, 15.
b(v)aidûrya sngon po 13, 28. 21, 3.
byug pa 71, 32.
bla brang 18, 28.
Blo bzang rgya mtsho 13, 22.
dbang po lag pa 81, 26.
$_{o}$bri mog 57, 28.
$_{o}$brum nad 29, 21.
$_{o}$brum nad $_{o}$tshog pa 75, 23.

ma nu 61, 20.
man ngag rgyud 12, 9. 16 no. 4. 75, 19.
mar 52, 28.
me btsa 75, 18.
mig ra 40, 13.
mo ru 18, 28.
dmar tshos 63 no. 5.
sman khang 49, 20.
sman bla 79, 35.
sman mar 66, 9.

tsan dan 65, 17.
tsam pa ka 59, 34.
bTsong kha pa 13, 14. 18, 29
btsod 70, 31.
rtsa rgyud 12, 5. 16 no. 4.
rtsa nad 31, 28.
rtsa ba lnga 70, 4.

tsha la (bla) 55, 1.
tsho pad 59, 5.
Tsho dpag med 26, 18.
$_{o}$Tsho byed 76 no. 1.

dza ti 66, 16.
mdze nad 33, 21.
ze tshva 56, 25.
gze ma 70, 10. 71, 26.

$_{o}$u su 61, 9.
$_{o}$om bu 59, 6.
$_{o}$or 37, 13.

ra mnye 70, 4.
ra mo che 18, 28.
rab $_{o}$byams pa 18, 5.
ri sgog 58, 3.
rims nad 33, 11.
ril bu 68, 3.
ru rta 61, 10.
rlung 22, 20.

la chu 70, 13.
la dug 57, 34.
lag len 14, 7.
li shi 60, 17.

shing kun 58, 33.
shing tsha 60, 23.
shel dkar me long 14, 7.
shug pa 59, 4. 65, 6.
sho ra 56, 25.
gshed 28, 28.
bshad (pai) rgyud 12, 7. 16 no. 4 47 no. 3. 54, 12. 76, 11.

Sangs rgyas rgya mtsho 13, 26.
se $_{o}$bru 69, 31.
sug smel 60, 8.
Sum pa mkhan po 14, 2.
so phag gi phye ma 84 no. 4.
sor, rus pa $_{o}$bugs pai — 76, 12.

sram 54. 12.
sle tres 58, 9.
gsan nad 84, 5.
gso dpyad 14, 8.
bsu sman 77, 24.

lhang tsher 85 no. 5.

lhan thabs 9, 23. 10, 24. 15, 19. 16, 25. 60, 11. 69, 22. 71, 6. 72, 11. 75, 19.
lhog pa 40, 23. 57, 22.

,a ru ra 66, 22, 31. 67, 11.
,a sho (shva) gandha 70, 10.
,utpala 65, 26.

Druck von Gebr. Unger in Berlin, Bernburger Str. 30.

Be… …en Medicin.

…rtation.)

…en Commissions-

verla…

…assowitz.